4e ÉDITION

MAIGRIR
PAR LA
MOTIVATION

Les histoires rapportées dans cet ouvrage sont absolument
authentiques mais, pour des raisons évidentes, certains noms
de personnes et de lieux ont été changés.
Toute ressemblance avec des personnes vivantes ou décédées
serait due au seul hasard.

LES ÉDITIONS QUEBECOR
une division de Groupe Quebecor inc.
4435, boul. des Grandes Prairies
Montréal, Québec
H1R 3N4

Distribution : Québec-Livres

© 1991 Les Éditions Quebecor pour la 4e impression
© 1988 Les Éditions Quebecor pour la 3e impression
© 1987 Les Éditions Quebecor pour la 2e impression
© 1982 Les Éditions Quebecor pour la 1re impression
Dépôts légaux, 3e trimestre 1991
Bibliothèque nationale du Québec
Bibliothèque nationale du Canada
ISBN 2-89089-176-3
ISBN 2-89089-847-4

Conception et réalisation de la page couverture :
Ghislain Bussières
Photo de la page couverture : Cliff Feulner, The Image Bank
Correction d'épreuve : Louise Chabalier
Composition et montage : Les Ateliers C.M. Inc.

Dr Maurice Larocque

4e ÉDITION
MAIGRIR
PAR LA
MOTIVATION

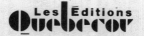

Les Éditions Quebecor

__DÉDICACE__

Je dédie ce livre à mon épouse, Jocelyne, et à mes trois enfants, Jean-François, Marie-Christine et Caroline. Ils sont les artisans qui m'ont permis de mettre en pratique, dans mon quotidien, les merveilleuses techniques de bonheur enseignées dans ce livre.

Un sincère remerciement à ma sœur Diane, qui m'a assisté si efficacement dans la rédaction de mon volume.

TABLE DES MATIÈRES

11

FIN

Vous êtes peut-être surpris de voir le mot fin au début du volume? C'est que ce livre est tout à fait spécial et ne se compare en rien à tout ce qui a été écrit jusqu'à maintenant sur l'obésité. Il marquera pour vous la fin de vos idées négatives qui vous ont toujours empêché de réussir, la fin de votre découragement qui augmentait après chaque échec, la fin de votre vieillesse prématurée, la fin de la perte d'estime et d'amour que vous avez de vous-même, la fin du manque de confiance que vous avez en vous-même, bref, la fin de vos jours sombres.

Fin aux échecs, dès les premières lignes. Ce livre vous procurera tous les moyens et toute la motivation pour réussir.

AVANT-PROPOS

Ce livre saura vous conquérir par son caractère humain. Vous n'hésiterez pas à vous reconnaître dans de multiples situations qui marquent votre vie de tous les jours. La centaine de témoignages vécus dont vous prendrez connaissance vous aidera à mieux vous comprendre, vous motivera et vous encouragera face au problème de l'obésité. Si d'autres ont réussi, pourquoi en serait-il autrement pour vous?

On comprendra que, afin de préserver le caractère confidentiel des témoignages cités, il a fallu utiliser des noms fictifs.

Pour satisfaire le plus de lecteurs possible, nous avons utilisé le système métrique et le système anglais de mesure. Vous noterez cependant que les conversions entre les deux systèmes sont approximatives.

Ce livre regorge de milliers d'informations et d'aspects différents qui ne peuvent pas tous être saisis dans une première lecture. Lisez-le d'abord assez rapidement. Puis relisez-le plus lentement d'un bout à l'autre, en prenant des notes. Enfin, selon votre intérêt, relisez les paragraphes ou les chapitres qui semblent plus importants pour vous. Chaque nouvelle lecture vous fera découvrir un aspect nouveau qui aurait pu vous échapper précédemment. Faites de ce bouquin votre livre de chevet. Seule une lecture attentive et assidue saura vous être profitable.

Maurice Larocque, m.d.

CHAPITRE 1

TOUT POUR RÉUSSIR

Science nouvelle

Depuis que l'homme existe, ses connaissances ont doublé six fois. La somme des connaissances acquises du temps des cavernes jusqu'en 1750 de notre ère avait doublé une première fois en 1900. Tout ce bagage de connaissances acquises par l'homme au cours des siècles s'était donc multiplié par deux en seulement 150 ans. En 1950, toutes les connaissances de l'être humain ont encore doublé, mais cette fois en 50 ans; puis entre 1950 et 1965, l'homme a encore multiplié son savoir par deux, cette fois en 15 ans seulement. Entre 1965 et 1975, l'homme en savait encore deux fois plus et, finalement, en cinq ans seulement, entre 1975 et 1980, l'homme a encore doublé la somme de ses connaissances. En 1980, nous étions deux fois plus savants qu'en 1975.

Plus la science évolue, plus les connaissances se multiplient, et à un rythme de plus en plus rapproché, ce qui n'est pas sans affecter notre régime de vie. Nous sommes donc dans une période d'adaptation au changement. Nous en subissons les bons et les mauvais côtés.

En une seule journée, nous recevons autant d'information que nos grands-parents durant toute leur vie. Vous rendez-vous compte de l'impact de la répétition de ces messages dans vos vies? Il y a sûrement beaucoup plus de positif que de négatif dans l'accumulation des nouvelles connaissances, mais encore faut-il, comme individu, faire un choix et les employer à bon escient.

Ce livre veut vous faire profiter de toutes ces possibilités nouvelles offertes par la science et vous aider enfin à réussir là où antérieurement vous aviez échoué face au problème de votre obésité. Croyez-moi, si vous avez le goût de changer, si vous avez le profond désir de vivre enfin heureux — et je pense que vous l'avez puisque vous êtes en train de lire ce livre — la somme des connaissances nouvelles acquises sur l'homme, sur son comportement physique et psychologique, vous permettra d'atteindre votre but.

Le présent ouvrage sera votre guide. Il a été écrit dans un style clair et simple. L'efficacité des techniques enseignées a été vérifiée depuis plusieurs années, les nombreux témoignages vous en convaincront. Si d'autres ont réussi, pourquoi pas vous?

La maladie : un choix

Les connaissances de l'homme, en ce qui a trait à l'obésité, ont été jusqu'à présent une arme à double tranchant. Il est effarant de constater que dans toutes les sociétés dites évoluées, industrielles ou post-industrielles, on a réussi à créer des maladies consécutives à l'abondance et qui sont responsables de 83 % des décès avant l'âge de 65 ans. Et pourtant, nos connaissances dans les domaines de l'alimentation, de la physiologie humaine, du comportement psychologique et physique de l'homme n'ont jamais été aussi vastes. L'impressionnant arsenal de médicaments nouveaux et de techniques nouvelles de traitement s'accroît de jour en jour.

De 1969, soit l'année où j'ai terminé mes études de médecine à l'université de Montréal, jusqu'à aujourd'hui, la science médicale a fait des pas de géant. Prenons, par exemple, le tueur numéro un dans notre société, la maladie cardiaque. Plus de 2,6 millions de personnes en souffrent, au Canada. Le taux de décès atteint 4 par 1 000 personnes âgées de 45 à 64 ans. On déplore 50 000 décès par an au Canada et plus de un million par année aux États-Unis. On prévoit qu'autant de personnes subiront leur première crise durant cette année, et que le tiers d'entre elles décéderont dans le mois qui va suivre.

La maladie cardiovasculaire est responsable de près de la moitié de tous les décès. Elle coûte à l'économie canadienne plus de deux milliards et demi de dollars annuellement.

Il y a à peine quelques années, nous avons connu la vague des transplantations cardiaques et n'eût été le phénomène de rejet, cette opération se pratiquerait sûrement encore. Les pontages coronariens sont actuellement très populaires, mais ils sont menacés par une nouvelle technique qui consiste à dilater les vaisseaux endommagés. La science évolue tellement rapidement que nous avons de la difficulté à évaluer les résultats à moyen et à long terme des opérations en cours.

Au niveau des médicaments utilisés pour contrer la maladie cardiaque, les bêta-bloqueurs employés depuis plus de dix ans, pour ralentir et renforcer le cœur, ont été d'un apport majeur dans les années 70, et voilà que les années 80 voient l'apparition des antagonistes du calcium, un superbe médicament qui enraie les spasmes des vaisseaux coronaires, condition qui était encore inconnue il y a quatre ou cinq ans. Et malgré cette nouvelle technologie médicale, l'espérance de vie de 1900 à 1970 n'a augmenté que de quatre ans, soit de 63 à 67 ans.

Par contre, quelques habitudes que nous pouvons facilement acquérir, à savoir : prendre un bon déjeuner, manger modérément, prendre trois repas par jour, faire de l'exercice, ne pas fumer, prendre peu ou pas d'alcool et dormir sept ou huit heures par jour, améliorent notre espérance de vie de 11 ans, pour la porter de 67 à 78 ans.

Le docteur Kenneth Cooper, le père du jogging aux États-Unis, qui a écrit en 1968 le fameux livre *Aerobics*, rapporte qu'un homme de 45 ans, s'il a moins de quatre des habitudes décrites plus haut, peut

Tableau 1
ESPÉRANCE DE VIE

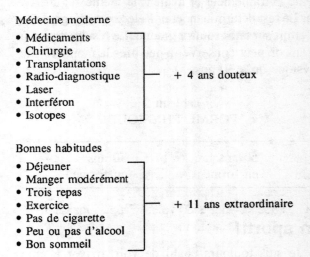

Médecine moderne

- Médicaments
- Chirurgie
- Transplantations
- Radio-diagnostique ⎤ + 4 ans douteux
- Laser
- Interféron
- Isotopes

Bonnes habitudes

- Déjeuner
- Manger modérément
- Trois repas
- Exercice ⎤ + 11 ans extraordinaire
- Pas de cigarette
- Peu ou pas d'alcool
- Bon sommeil

espérer vivre jusqu'à 67 ans; s'il en a quatre ou cinq, il peut espérer vivre jusqu'à 73 ans, et s'il en a six ou sept, il peut espérer vivre jusqu'à 78 ans.

Ce que nous faisons pour notre corps peut prolonger notre espérance de vie de onze ans, tout en nous donnant une qualité de vie extraordinaire, alors que la technologie médicale moderne prolonge notre espérance de vie de quatre ans, souvent en repoussant la mort de quelques jours parfois bien misérables.

Le docteur Cooper a évalué, dans sa clinique au Texas, la forme physique de personnes de 30 ans qui s'entraînaient trois fois par semaine en faisant du jogging et qui maintenaient leur poids. Il les a comparées à des personnes de 60 ans qui suivaient le même entraînement et avaient le même régime de vie. Le test déterminant était l'électrocardiogramme à l'effort sur tapis roulant gradué. Le résultat fut qu'à 60 ans on peut conserver à peu près la même forme physique qu'à 30 ans.

Tableau 2
FORME PHYSIQUE

60 ans en forme	=	30 ans en forme

Un sportif

Je suis toujours ébahi de voir arriver à mon bureau nombre de patients qui viennent pour leur «check-up» annuel. Jean-Guy, un homme d'affaires florissant dans le domaine de l'édition au Québec, se présente chaque année. C'est une visite très importante pour lui; il veut passer tous les examens possibles en vue de dépister cancer, diabète et cholestérol. Tous les ans, très méthodique, il se présente pour son examen; rien ne pourrait lui faire manquer son rendez-vous, c'est très important pour sa santé, et la santé c'est précieux. Il ne faut pas attendre qu'elle soit détériorée pour l'apprécier.

Jean-Guy a 36 ans, il pèse 127 kilos (280 lb), fume 50 cigarettes par jour, saute des repas, ne déjeune pas, prend tous les jours de l'alcool, dort en moyenne cinq heures par nuit, à cause du travail, mais il est un sportif enragé. Lors de notre entrevue, il me raconte qu'il voit toutes les parties des Expos à Montréal et me demande si je vais au stade à l'occasion. Comme ma réponse est négative, il me dit : «Tu n'es pas sportif, toi, Maurice?» Je n'ai pas pu m'empêcher de sourire. Quelques mois auparavant j'avais participé au marathon de ski canadien et je m'étais entraîné intensivement pendant cinq mois en vue de cet événement. Je continue d'ailleurs à courir régulièrement, à jouer au tennis et au hockey. Jean-Guy suivait tous les sports, tant au stade qu'à la télévision, mais ne participait à aucun. C'était un «sportif» enragé!

L'année précédente, j'avais diagnostiqué chez lui un diabète très important, son taux de sucre était de 342 à jeun. Jean-Guy avait le même poids cette année et avait conservé les mêmes habitudes. Malgré mes conseils, mes exhortations pour qu'il perde son surplus de poids, il n'en fit rien et, quelques mois plus tard, il fut hospitalisé pendant trois semaines pour un coma diabétique. Aujourd'hui, il a encore le même problème de poids et de diabète, il se fie aux connaissances de la médecine mais il ne fait rien pour aider son corps.

En 1980, aux États-Unis, on a dépensé 240 milliards de dollars en soins médicaux dont 3 % seulement dans le domaine de la prévention.

Par ailleurs, entre 1968 et 1980, on a constaté une baisse de 23 % des décès consécutifs aux malaises cardiaques. Pourquoi, pensez-vous? À cause des techniques nouvelles de traitement sans doute. Mais la vraie raison, c'est que les Américains font plus attention à leur corps. Il y a maintenant 60 % de non-fumeurs, les gens sont plus conscients de leur alimentation, se font traiter régulièrement et ont beaucoup plus d'activités physiques. En 1968, année de la parution du livre *Aerobics*, on comptait moins de 100 000 «joggers». En 1980, on en compte 27 millions. Les 3 % des 240 milliards de dollars orientés vers la prévention font plus pour la qualité et l'espérance de vie que les autres 97 %.

CHAPITRE 2
LAVAGE DE CERVEAU

Une société négative

Lorsque vous demandez à quelqu'un «Comment ça va?», la réponse la plus souvent entendue est «Ça va pas mal!» Si vous répondez à quelqu'un qui vous pose la même question, «Ça va très bien, je suis très heureux d'être dans ma peau aujourd'hui!», remarquez la réaction de votre interlocuteur; il est mal à l'aise, il n'ose plus vous regarder dans les yeux, se tortille à gauche et à droite, il semble malheureux de vous avoir rencontré, vous l'entendez presque penser tout haut : «Il n'est pas normal, il se prend pour un autre, c'est un malade.»

Les nouvelles dans les journaux, à la radio, à la télévision sont toujours mauvaises : accidents, meurtres, chômage, inflation, grève. La météo n'y échappe pas, on vous annonce qu'il y aura 20 pour cent de chance de pluie ou d'orage.

Positif-négatif, connais pas

Dernièrement, lors d'un cours que je donnais sur le comportement et la motivation face à l'obésité, une participante me fait la révélation suivante : «Savez-vous, docteur Larocque, je viens d'apprendre qu'il existe du positif et du négatif. Avant, tout était neutre, les choses étaient comme elles étaient, il n'était pas question que je puisse en changer quoi que ce soit et surtout pas mon attitude habituelle.» Si les choses allaient mal, c'était normal, elle ne pouvait rien y faire; et si les choses allaient bien, elle était chanceuse, elle ne pouvait qu'en profiter sans plus. Son destin était tracé de l'extérieur. Elle ignorait qu'elle pouvait réagir différemment devant le même fait. Vous vous souvenez de l'optimiste et du pessimiste devant le même verre à moitié vide. En fait, ma patiente avait été tellement conditionnée par l'entourage, la télévision, la société, qu'elle avait abandonné son pouvoir de choisir au profit des événements et des choses qu'on lui imposait.

Perdre, jamais gagner

Il y a quelques années, Jeannine se présente au bureau. Elle n'avait pas tout à fait 10 kilos (20 lb) en trop, mais semblait très affectée psychologiquement par son problème. Elle me raconte que, depuis près de dix ans, elle est suivie par un médecin pour son problème de poids : elle a beaucoup de difficulté, si elle perd un demi-kilo (1 lb) elle le reprend la semaine suivante. Lorsque je lui demande les médicaments qu'on lui a prescrits, elle hésite puis me dit qu'elle n'en prend que rarement. Comme je reviens à la charge avec insistance, elle me sort la liste des médicaments qu'elle prend. Jeannine a 54 ans, elle est très préoccupée par ses kilos en trop, ça la rend très nerveuse. Elle est suivie régulièrement par un médecin très sévère; si elle n'a pas perdu du poids à sa visite hebdomadaire, elle a droit à un sermon en règle, sermon qu'elle croit bien mériter d'ailleurs puisqu'elle a triché. Alors avant chaque visite, chaque semaine, elle prend une pilule pour l'eau et un laxatif qui est suivi au besoin d'un lavement, question d'être bien sûre d'avoir tout éliminé et de faire bouger la balance. Comme elle appréhende beaucoup les réactions de son médecin, elle vit une véritable hantise la veille de sa visite, particulièrement si sa semaine n'a pas été très bonne; alors pour l'aider à dormir, elle prend un somnifère et les jours qui précèdent des pilules pour les nerfs. En désespoir de cause, si ce traitement ne semble pas efficace, elle saute deux ou trois repas pour mettre toutes les chances de son côté. La visite terminée, si la balance répond à son attente, elle en est très heureuse et, affamée d'avoir sauté des repas, elle se précipite au restaurant; si la balance la déçoit, elle se sent coupable et se précipite au même restaurant, pour se punir cette fois et manger encore plus.

Pendant des années, Jeannine et son médecin ont pensé que, pour être mince et heureux, il fallait predre quelque chose. Il fallait perdre des kilos, perdre le goût d'aliments qu'on aime, perdre des habitudes, sacrifier des sorties convoitées. Comment peut-on régler un problème quand tout le monde, patient et intervenant, se concentre uniquement sur le négatif.

Applaudissement

Lise G. a 42 ans et un surplus de poids de 20 kilos (42 lb). Mal dans sa peau, elle s'est jointe à un groupe en quête d'amaigrissement; il fallait qu'elle fasse quelque chose. Après quelques semaines, malgré 2-3 kilos (4-6 lbs) de perdus, elle est de plus en plus maussade, impatiente, agressive : «Je me sens devenir folle», me raconte-t-elle. Séparée et soutien de famille, elle a deux grandes filles de neuf et quatorze ans. Elle a beaucoup de responsabilités et ses nerfs sont souvent mis à rude épreuve. Cette semaine-là a été particulièrement difficile, elle a eu des problèmes dans son milieu de travail. Elle se présente à sa réunion hebdomadaire, elle n'a pas maigri, elle est un peu déçue, car son comportement devant le stress causé par son travail s'était amélioré et elle n'avait pas mangé comme elle le faisait antérieurement dans ces situations. Assise dans la salle, elle écoute une de ses compagnes se vanter de ses écarts de régime : «J'ai mangé un de ces morceaux de tarte au sucre extraordinaire, je n'en ai jamais mangé un aussi bon.»

Quelques instants plus tard, l'animatrice nomme sa compagne, elle avait quand même perdu du poids, tout le monde l'applaudit; elle nomme Lise, elle n'en avait pas perdu, on refusa de l'applaudir. Le groupe venait de récompenser celle qui avait triché et de punir celle qui avait eu un bon comportement.

Frustrée, Lise s'est sentie coupable de ne pas pouvoir faire descendre la balance. Et pourtant, la balance est l'instrument le plus négatif de tout programme d'amaigrissement. Elle ne fait pas de distinction entre les pertes de gras et les variations de l'eau dans l'organisme. En fait, l'eau compte pour 60 % de tout notre poids. Était-il plus important pour Lise de perdre un kilo que de contrôler ses nerfs? Comment peut-on régler vraiment un problème lorsque tout le monde se concentre uniquement sur le négatif?

Balance

Geneviève se présente à la clinique pour sa quatrième visite. Elle est radieuse. Elle a facilement perdu 7,5 kilos (16 lb) en un mois. Je la croise dans la salle d'attente avant qu'elle monte sur la balance; elle m'explique comment elle est de plus en plus heureuse et mieux dans sa peau depuis qu'elle a commencé à maigrir. Je lui dis que mon assistante va la peser dans quelques minutes et que je vais la voir par la suite. Quinze minutes plus tard, comme je ne vois pas Geneviève se présenter dans mon bureau, je m'informe à ma secrétaire qui me dit : «Votre patiente semblait très joyeuse jusqu'au moment où elle a été pesée, subitement son visage est devenu pâle, elle s'est mise à pleurer et a quitté le bureau en catastrophe.» Geneviève avait gagné un demi-kilo (1 lb).

Ainsi se terminait son programme d'amaigrissement. Sa sœur, que je reçois aussi au bureau, m'a rapporté qu'elle n'avait pu supporter l'idée que la petite tricherie qu'elle avait faite la fasse engraisser d'un demi-kilo (1 lb). Désespérée, coupable et percevant la balance comme une punition, elle s'était enfuie, ne méritant pas que le médecin s'occupe d'elle plus longtemps. Et pourtant, Geneviève venait de perdre une merveilleuse occasion de s'améliorer, d'apprendre à mieux se connaître. Elle a choisi le négatif, la balance. Elle la voyait dans sa tête comme un juge qui l'a trouvée coupable et l'a punie. Comment peut-on régler un problème, si on se concentre uniquement sur du négatif?

Influence de l'entourage

«Mon Dieu, tu as donc l'air vieille, tu as bien trop maigri, arrête ta satanée diète tout de suite, tu as l'air misérable; viens, je t'ai préparé ton gâteau au chocolat préféré, il est extraordinaire; tu n'es pas «tannée» de te priver; on n'a qu'une vie à vivre, moi je préfère vivre grasse et heureuse et pouvoir manger tout ce dont j'ai envie; tu ne sais pas ce que tu manques.»

Ce genre de discours tenu à une amie par une personne grassette est très fréquent et malheureusement, ces propos finissent par ébranler souvent les meilleures volontés. L'entourage est très souvent négatif et s'évertue par les moyens les plus ingénieux à décourager une personne désireuse d'atteindre son but et, pourtant, il n'est pas rare d'entendre le même entourage dire : «L'as-tu vue comme elle est grosse? Elle ne devrait pas s'habiller comme ça, ça n'a pas d'allure, c'est de sa faute. Regarde-la donc manger.»

Il est très important de comprendre ces influences négatives exercées par l'entourage. Voyons les trois principales raisons qui expliquent ces comportements.

Ignorance

Guy aime beaucoup Cécile. Mais elle est très malheureuse d'avoir 40 kilos (88 lb) en trop. Il y a deux ans, elle avait perdu 35 kilos (77 lb) et se sentait merveilleusement bien. Le décès de sa mère, des difficultés au travail et un changement d'emploi (elle est infirmière), l'ont incitée à négliger son régime alimentaire; elle a repris graduellement tout son poids. La semaine dernière, je la rencontre par hasard à une soirée sociale, elle est contente de me revoir mais à la fois gênée et coupable d'avoir repris son poids. Depuis quelques semaines, elle songe à venir me revoir au bureau, mais son orgueil la fait hésiter. Je la rassure et je la motive à reprendre son programme d'amaigrissement.

Son ami, Guy, assiste à notre conversation et ne peut s'empêcher de sourire : «Toi, Cécile, tu ne réussiras jamais.» Soit dit en passant, Guy est mince malgré une bonne fourchette et de l'alcool à profusion. «C'est toujours pareil, tu perds et tu reprends, il n'y a rien à faire dans ton cas.» Cécile fait la grimace; Guy vient de toucher une corde sensible. Bien sûr, elle a échoué à plusieurs reprises dans le passé, mais ce que Guy ne sait pas, c'est le tort peut-être irréparable qu'il peut faire à son amie qu'il aime.

Ces remarques ont frappé Cécile de plein fouet et lui ont enlevé toute confiance en elle, tout espoir de réussite; c'est tragique. Ce n'est pas parce qu'une personne a connu des échecs qu'elle échouera tout le temps. Si elle sait en profiter pour s'améliorer, peut-être ces échecs feront-ils qu'elle réussira la prochaine fois. Walt Disney a connu sept faillites avant de réussir à créer le monde merveilleux de Disney. S'il s'était découragé au premier, au deuxième ou au troisième essai, et s'il n'avait pas profité de chacun pour améliorer ses chances de réussite, jamais son monde merveilleux n'aurait vu le jour.

Guy aime Cécile. Dans le fond, il aimerait bien qu'elle perde du poids, mais il ne sait pas comment l'aider. Chaque fois d'ailleurs qu'elle entreprend une nouvelle diète, il est le premier à la solliciter : «Écoute, tu as fait une bonne semaine, tu as perdu plusieurs kilos, tu mérites une récompense. Je t'amène souper au restaurant, tu reprendras ta diète lundi.»

Guy aime aller manger au restaurant, il n'aime pas y aller seul. Il aimerait que Cécile perde son surplus de poids à la condition que ça ne le dérange pas; il réussit bien, lui, à maintenir son poids dans ces mêmes conditions, pourquoi pas elle. Guy aime beaucoup Cécile, mais il ne comprend rien à un problème d'obésité et encore moins à la psychologie.

Perte de domination

Diane est une jeune patiente de 24 ans qui a un important problème de poids : elle pèse 80 kilos

(175 lb) et mesure 1 m 55 (5 pi 2 po). Elle est mariée depuis 2 ans. À sa première entrevue, elle semble bien comprendre son problème et elle est d'accord pour suivre une diète afin de perdre cette graisse qu'elle a en trop et pour suivre mon programme de comportement pour changer ses habitudes. Elle est très enthousiaste, elle voit enfin de la lumière au bout du tunnel, elle allait être belle en dedans et belle au dehors.

Dès le premier mois, elle a perdu 7 kilos (15 lb). Elle ne se présente pas à son cinquième rendez-vous. À ma secrétaire qui veut lui confirmer son sixième rendez-vous, elle annonce qu'elle a cessé sa diète et son programme de comportement, sans autre explication. Nous sommes restés un peu médusés de voir comment une jeune femme aussi enthousiaste, qui avait obtenu des résultats merveilleux, pouvait abandonner aussi subitement. Sa mère, que j'aide à maîtriser un léger problème de poids, me téléphone pour excuser sa fille : «Ma fille est mariée depuis deux ans à un homme jaloux. Avant son mariage, elle n'avait que quelques kilos en trop, mais son mari ne l'aide pas du tout; il fait tout pour qu'elle engraisse. Il achète tartes, «sundaes», chips et liqueurs douces. Quand il a su que ma fille suivait votre diète, il l'a menacée et lui a interdit d'aller vous voir. Ma fille n'est pas capable de s'affirmer et elle a peur de lui, alors elle l'écoute.» Le mari jaloux domine sa femme et ne craint pas de la perdre tant et aussi longtemps qu'elle est grasse.

De tels faits sont fréquents et se présentent souvent entre deux personnes du même sexe, deux amies. Je me souviens d'une patiente qui ne pouvait pas arriver à comprendre le comportement d'une amie de travail.

Depuis plusieurs années, elles étaient très liées; ma patiente pesait 20 kilos (44 lb) en trop et son amie était très mince. Dans le bureau où elles travaillaient comme secrétaires pour quatre patrons, elles étaient les seules du sexe féminin. Au début de la cure d'amaigrissement, tout allait bien, mais, subitement, l'amie commence à critiquer sa diète, trouve que ça ne lui va pas bien, qu'elle a beaucoup vieilli et qu'elle était en train de se rendre malade. Ma patiente est ébranlée, elle ne sait plus quoi penser, peut-être son amie a-t-elle raison? Puis ce sont les invitations au restaurant et, finalement, une réception à la maison. Tout y était, champagne, pâtes alimentaires, vin en quantité, forêt noire, digestif. Elle lui passait chaque plat sous le nez et revenait à la charge avec insistance : «Je l'ai préparé expressément pour toi, je savais que ça tomberait dans tes goûts.»

Ma patiente est renversée, pourquoi soudainement tant d'attentions et pourquoi tant de tentations. En fait, depuis que ma patiente avait perdu du poids, ses employeurs étaient plus empressés autour d'elle, la complimentaient, lui manifestaient plus d'attention au détriment de l'amie de travail qui se sentait devenir moins intéressante pour les autres. Elle avait une concurrente et elle désirait l'éliminer.

Lorsqu'une personne perd du poids, l'ami peut avoir peur que leur relation change, qu'il n'ait plus le même avantage sur l'autre, ou que l'amitié s'effrite.

Culpabilité

Gilberte et Simone, deux belles-sœurs, s'entendent très bien. Elles se comprennent, elles ont toutes deux un problème de poids semblable, soit une vingtaine de kilos (une quarantaine de livres) en trop. Dans les «partys», elles sont les boute-en-train, rient fort et s'amusent beaucoup. Elles donnent presque le goût de faire de l'embonpoint et d'avoir du plaisir. Un jour, Gilberte, exaspérée de son surplus de poids, décide d'en finir une fois pour toutes avec son problème.

Elle me confesse : «Je suis tannée d'avoir l'air heureuse sans l'être, je suis tannée de jouer la comédie tout le temps. Parce qu'on est grosse, on n'a même pas le choix d'avoir l'air malheureuse une seule journée.» Comme l'être humain, en général, apprécie un bien uniquement au moment où il en est privé, Gilberte se met à la diète avec acharnement; elle veut retrouver son apparence, sa jeunesse, sa satisfaction personnelle.

Simone décide du même coup qu'elle va faire une cure. Puisque sa belle-sœur va suivre une diète, pourquoi pas elle? Ça ne lui fera pas de tort, de toute façon. Après sept semaines, Simone a perdu 5 kilos (11 lb), elle se sent mieux, mais elle ne peut plus se priver plus longtemps, ça affecte son moral et elle abandonne sa cure. Gilberte tient bon. Elle a souffert tellement que ce qu'elle gagne de jour en jour en bien-être, en satisfaction, la motive au plus haut point.

Après quelques semaines, les relations entre les deux belles-sœurs deviennent tendues. Simone attaque de plus en plus souvent : «Depuis que tu suis cette maudite diète, tu n'es plus parlable. Tu es bien comme ça, lâche donc.» Au début, Gilberte prenait mal ça et était très affectée de perdre l'amitié de sa belle-sœur. Comment se faisait-il qu'une personne qui était censée l'aimer fasse tout en son pouvoir pour la détourner du but qu'elle s'était fixé, vivre bien dans sa peau. «Si elle m'aimait vraiment, elle m'aiderait au lieu de me nuire.»

Je suis certain que Simone aimait bien Gilberte, mais le problème est que la culpabilité ressentie face au succès de Gilberte dépassait le sentiment d'affection. Ce qui se passe dans la tête de Simone peut se résumer comme suit : «Comment se fait-il que Gilberte puisse régler son problème alors que moi je ne le peux pas? Elle n'est pas plus fine que moi pourtant?» En fait, elle se sent vraiment inférieure à l'autre, ce qui est très difficile à accepter; alors si l'autre aussi peut échouer, elle sera sûrement un peu triste pour son amie, mais combien soulagée de ne pas se sentir inférieure.

Pour Gilberte, il était important de comprendre que la plus malheureuse des deux, c'était sa belle-sœur qui se sentait coupable de ne pouvoir persévérer et qui cherchait par tous les moyens à perdre cette culpabilité.

CHAPITRE 3

L'ILLUSION DU BONHEUR

Enfin du positif

Nous vivons dans une société négative. Nous sommes continuellement submergés par les mauvaises nouvelles et les influences négatives. Et pourtant, nous avons besoin de positif. Dans notre société, nous le retrouvons dans la publicité.

Vous êtes témoin de l'assassinat d'un homme politique, fait vécu, en direct, par exemple Anouar El Sadate, ou de la tentative ratée sur le président américain Reagan, et entre deux prises de vues vous vous retrouvez au milieu d'une famille heureuse en train de manger du poulet, ou sur la plage admirant le bikini le plus «sexy» de l'année. Quel soulagement alors! Ça fait du bien de voir de belles images de rêve, de beaux hommes, de belles femmes, de beaux enfants, de belles familles, enfin du positif. Personnellement, j'ai bien plus le goût de faire de la voile ou du camping avec ma famille que de voir tuer quelqu'un.

La publicité dans les journaux, à la radio, à la télévision est à peu près le seul contrepoids positif à cette marée d'informations et de messages négatifs qui nous tombent dessus. La publicité le sait et elle exploite merveilleusement bien ce filon.

Du positif au négatif

J'entends souvent dire : «Moi, les annonces ne m'affectent pas. J'achète ou je consomme ce dont j'ai vraiment besoin. Les différents ''Fast Food'' ont beau annoncer leurs hamburgers, je n'en mange jamais.»

D'accord, vous n'aimez pas les hamburgers et toutes les annonces de la terre ne peuvent vous en faire manger. Mais même quand vous n'achetez pas le produit annoncé, et ceci est encore plus grave, vous achetez l'idée que, pour être heureux, il vous faut acheter, manger, consommer quelque chose. «Quand tu viens de donner le maximum — Y'a d'la joie — Vous méritez bien ça — Tout le monde le fait, faites-le donc.»

Tout le monde veut être heureux, c'est bien normal, et la publicité vous vend l'idée que vous pouvez l'être en achetant quelque chose et elle entretient cette idée; la publicité crée l'association entre produit acheté et bonheur. Si bien que si vous ne pouvez vous procurer tel produit qui rend heureux le comédien qui l'annonce, vous êtes malheureux, il vous manque quelque chose. Que ce soit par manque d'argent pour vous le procurer, ou que votre état de santé ne vous permette pas d'en consommer, ou parce que vous avez décidé d'être à la diète, il manque quelque chose à votre bonheur. Pourtant vous méritez autant que l'autre d'être heureux. Je me demande toujours quand je vois les annonces des compagnies de bière, qui sont axées sur la pratique de différents sports, si la personne obèse qui suit une diète et qui regarde le commercial est plus frustrée de ne pas boire de bière ou de ne pas pratiquer le ski de fond, le racket-ball ou le camping.

Je crois sincèrement que la publicité est nécessaire dans notre type de société, mais il y a sûrement lieu pour celui qui subit cette publicité de réinterpréter les messages et d'y voir ses limites.

Le sportif est heureux à cause de sa performance, il est satisfait de lui, ce qui est beaucoup plus important que la bière qu'il peut prendre. La fille en bikini sur la plage est heureuse parce qu'elle est satisfaite d'elle-même et qu'elle se sent aimée, c'est beaucoup plus important que la liqueur douce qu'elle peut consommer. La famille au restaurant est heureuse parce qu'elle est réunie et c'est beaucoup plus important que la nourriture qui va être absorbée.

Ce serait extraordinaire si les annonces de bière donnaient le goût aux gens de pratiquer des sports, si les annonces de nourriture suscitaient le goût d'être satisfait de son corps, si les annonces de restaurant donnaient le goût aux gens d'être heureux ensemble. Il faut être vigilant, s'arrêter à chaque annonce commerciale pour analyser son message d'une façon réaliste. Le danger vient de ce que nous sommes bombardés par le négatif et nous avons tous besoin de positif. La tentation est facile de se laisser endormir et d'accepter facilement les belles images de bonheur qu'on nous propose. Arrêtez-vous quelques instants et demandez-vous si on peut acheter le bonheur.

Je ne nie pas le plaisir qu'on éprouve à posséder, à consommer un produit ou une nourriture annoncés, mais ce plaisir vient compléter un bonheur que vous devez cultiver à l'intérieur de vous-même. Un plaisir ne sera jamais le bonheur, mais un bonheur agrémenté de plaisir sera encore plus fantastique.

Un mythe

Remarquez bien les comédiens qui font les commerciaux. Ils sont jeunes, beaux, minces, souriants, actifs. Ils transpirent le bonheur qu'on a envie d'avoir. En règle générale, quels sont leurs messages : «Si vous voulez être heureux comme je le suis, faites comme moi, buvez, mangez, consommez, achetez mon produit.» Comme nous sommes obéissants, nous nous hâtons d'adopter ces merveilleuses et infaillibles recettes de bonheur. Le résultat est extraordinaire, 50 % de la population canadienne a un problème d'obésité, soit une personne sur deux.

Dans l'autre 50 %, je suis convaincu que tous ne s'alimentent pas comme ils le devraient. Au cours des années, on finit quand même par payer pour ça. La très grande majorité de notre population, sûrement de 75 à 80 %, souffre de malaises dus à une mauvaise alimentation. Est-ce que ces gens ont atteint le bonheur promis par l'annonce publicitaire? L'ensemble des milliers de témoignages que je reçois peut se résumer comme suit : «Je suis mal dans ma peau, je ne m'aime pas comme ça, je me hais, je refuse des sorties avec mon mari, j'ai honte de moi, je me sens toujours visée, je ne fais plus de sport, je ne porte plus de costume de bain, ni de shorts, je suis toujours fatiguée, je n'ai plus de souffle, j'ai de la difficulté à me pencher pour lacer mes souliers.»

J'ai omis volontairement plusieurs expressions savoureuses et certains qualificatifs que ces personnes se donnent lorsqu'elles se regardent dans le miroir. Je pense vraiment que toute cette publicité, pour ceux qui se laissent trop facilement convaincre, résulte en un sentiment de frustration pour ceux qui n'arrivent pas à s'en sortir.

J'imagine que, par un juste retour des choses, il est extraordinaire de se rendre compte que notre société dite de consommation, axée sur la publicité, crée par un lavage de cerveau subtil l'illusion d'un bonheur achetable comme une denrée et provoque en réalité une catastrophe sociale, une épidémie d'obésité avec son convoi de malheurs; puis, par ailleurs, critique agressivement les victimes de son lavage de cerveau.

«L'as-tu vu comme elle est grosse, ça n'a pas d'allure, c'est de sa faute, regarde-la manger.» — Ça n'a pas de sens être gros comme ça et faire la queue au kiosque de crème glacée.» — «Si aujourd'hui elle souffre de diabète, elle n'a qu'à s'en prendre à elle-même.» — «Il est mort d'une crise cardiaque, mais lui as-tu vu la taille, il courait après.» — «C'est pas possible de mal s'habiller comme ça! Si j'avais sa taille je m'habillerais autrement.» — «Attention, la chaloupe va renverser.» Il y a aussi les compatissants : «Pauvre elle, elle fait donc pitié.» — «Ça doit sûrement être ses glandes.» — «Ça me fait vraiment mal au cœur de voir ça.» — «Il n'est pas chanceux.» — «Merci mon Dieu de m'avoir épargné.»

Que nous soyons mince ou obèse, nous sommes à la fois bourreau et victime. Nous entretenons l'idée qu'il faut manger pour être heureux et que le résultat, le fait d'être obèse, ne donne pas droit au bonheur. Une société n'existe que s'il y a des individus qui la composent et ce qu'elle pense n'est que le reflet de ce que la majorité pense. Chaque individu a donc un rôle primordial. Êtes-vous négatif envers les autres, envers vous-même? Voyez-vous toujours les défauts avant les qualités chez les autres, chez vous-même? Avez-vous toujours de bonnes excuses pour expliquer vos comportements? Blâmez-vous facilement les autres pour vos difficultés, pour vos problèmes?

En tant qu'individu, vous faites partie du problème et de la solution.

Bonheur d'intérieur

La société, par la publicité et notre complicité, a créé le mythe du bonheur achetable, qui vient de l'extérieur de l'individu. La réalité est tout autre : le véritable bonheur ne peut venir que de l'intérieur de l'individu même.

Il y a quelques années, une jeune femme de 27 ans se présente au bureau avec 20 kilos (44 lb) en trop; son travail comme journaliste et recherchiste dans le milieu artistique lui imposait une activité sociale intense, cocktails et conférences de presse tous les jours, parfois même deux fois par jour. Le cercle d'amis, de connaissances était impressionnant. Sept jours par semaine, c'étaient les restaurants, les boîtes de nuit, les spectacles, les «partys» jusqu'à 3 ou 4 heures du matin. Elle avait pris ses 20 kilos (44 lb) en trop depuis trois ans, soit depuis son emploi comme journaliste. Mariette, c'est le nom que je vais lui donner, me confesse qu'elle est un peu désabusée de tout ça. Elle s'est bien amusée durant les deux premières années, elle a relevé plusieurs défis dans son travail, mais actuellement elle se sent inutile. Elle roule en *Corvette*, fait deux grands voyages par année, mange dans les meilleurs restaurants mais, malgré ses soirées fort mouvementées, elle se sent seule, sans but. Quantité de choses lui procurent du plaisir, mais rien qui lui apporte le bonheur.

Mariette est mariée depuis deux ans; son mari qui a 41 ans s'accommode très bien de son horaire chargé et il participe souvent à ses soirées. Les deux ont convenu avant leur mariage de ne pas avoir d'enfant. Elle raconte qu'elle est issue d'une famille de sept enfants, elle adore sa famille, elle a toujours été très heureuse tout le temps qu'elle a vécu à la maison, mais elle ne voulait pas avoir d'enfant parce que, de nos jours, c'est beaucoup de responsabilité. Elle connaît plusieurs couples désunis qui ont des enfants qui souffrent de la séparation de leurs parents. Les coûts reliés à l'éducation des enfants, l'insécurité économique dans laquelle nous vivons, tout concourt à étayer sa décision. Elle aime trop les enfants pour risquer de les faire souffrir. Ses explications étaient longues et ardues, elle semblait plutôt vouloir se convaincre elle-même. «De toute façon, poursuit-elle, mon mari est trop âgé.» Remarquez que pendant tout le temps de sa plaidoirie, je n'avais pas dit un mot. Elle apportait objections et réponses.

À la fin, je la regardai avec un large sourire. Elle me fixait, les yeux absents. Un peu à la blague, je lui dis : «Je vais faire un pari de 5,00 $ avec vous que d'ici un an vous serez enceinte.» «Je n'ai jamais voulu d'enfant, me répond-elle, je ne vois pas pourquoi je changerais d'idée, je relève votre pari.» Les semaines passent, elle perd bien son poids. Après deux mois de diète, elle a perdu 13 kilos (28 lb), elle est radieuse, elle me tend un billet de 5,00 $. «Je vais perdre encore 7 kilos (15 lb) et ensuite je veux devenir enceinte. Vous avez gagné votre pari, mais jamais plus je ne gagerai avec vous.» Mariette avait trouvé le «but» qui manquait à son bonheur. Elle l'avait trouvé à l'intérieur d'elle-même. Elle relèverait le défi et vivrait sa vie de femme de la façon la plus complète possible.

Un an plus tard, elle accouchait d'une magnifique fille qui ressemblait à sa mère comme deux gouttes d'eau. Cette année, elle attend un garçon, elle l'appellera peut-être Maurice. En riant elle me dit :

«Non, non, je ne veux plus gager avec vous.» Cela faisait du bien de voir un couple aussi heureux.

Loin de moi l'idée de vouloir que vous ayez tous des enfants, mais ce cas vécu illustre bien que le bonheur ne peut se trouver qu'à l'intérieur de soi. L'homme est heureux lorsqu'il a la sensation de donner de lui-même, de pousser plus loin ses limites, de réaliser ses possibilités. L'homme est un être de défi. Lorsque vous voyez 12 000 personnes participer au Marathon de Montréal, que vous êtes témoin de leurs souffrances et de leur satisfaction personnelle à la fin de la course; lorsque vous voyez des hommes, des femmes, des handicapés (il y en avait 25 en fauteuil roulant), des ménagères, des hommes d'affaires, des étudiants, des ouvriers, 12 000 personnes ordinaires entre 16 et 65 ans souffrir dans leur corps et être heureux, je ne peux m'empêcher d'y voir une ressemblance avec la vie. Ce sont les difficultés qu'on surmonte qui nous apportent le véritable bonheur.

CHAPITRE 4

L'ART DE SE FAIRE MOURIR

Résultats

On n'a qu'une vie à vivre, aussi bien en profiter. De toute façon, il faut bien mourir de quelque chose. Ce genre de phrase que j'entends encore souvent semble être le cri de ralliement de notre société. Nous sommes passés maîtres dans l'art de nous faire mourir, et le plus tôt possible semble le mieux.

Je vous donne ici les cinq causes de mort les plus fréquentes au Canada en 1978.

1- *Les maladies cardiovasculaires*, avec plus de 80 000 décès par an, soit autant que toutes les autres causes de décès réunies.

Les facteurs responsables en sont : l'obésité, le manque d'exercice, le stress, l'hypertension, le diabète, le haut taux de gras dans le sang (cholestérol,

Tableau 3
PRINCIPALES CAUSES
DE MORTALITÉ AU CANADA

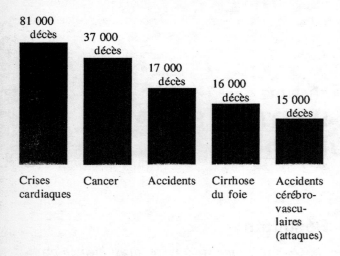

81 000 décès — Crises cardiaques
37 000 décès — Cancer
17 000 décès — Accidents
16 000 décès — Cirrhose du foie
15 000 décès — Accidents cérébro-vasculaires (attaques)

triglycérides) et la cigarette. Bien qu'on ait assisté à une diminution de plus de 20 % des décès par maladies cardiaques depuis dix ans, l'âge de ceux qui en sont atteints diminue considérablement. Toutes les semaines, je suis témoin de crises cardiaques chez des moins de 40 ans. La semaine dernière j'ai été témoin d'un infarctus du myocarde chez un jeune homme de 32 ans; obèse, fumeur, soumis au stress et sédentaire. Il a dû être opéré pour subir un pontage aorto-coronarien pour améliorer la circulation sanguine. Ce jeune homme était marié depuis cinq ans et père de deux jeunes enfants.

2- *Les cancers*, avec un peu plus de 35 000 décès par an.

Chez l'homme, c'est le cancer du poumon qui est le plus meurtrier avec trois fois plus de décès que tout autre type de cancer. C'est le plus répandu : au Canada, le taux de mortalité attribuable au cancer du poumon chez les hommes est passé de 4,6 par 100 000 de population en 1932 à 76,4 par 100 000 de population en 1975.

Chez la femme, actuellement c'est le cancer du sein qui a le plus haut pourcentage de mortalité avec 20 %. Cependant, le taux de progression du cancer du poumon qui est passé de 2,5 à 16,6 par 100 000 de population entre 1932 et 1975, a fait qu'en 1980 le cancer du poumon a rattrapé le cancer du sein. Les décès attribuables au cancer du poumon dépasseront ceux qui seront attribuables au cancer du sein.

Pour tous les autres cancers, tant chez les hommes que chez les femmes, on a assisté pendant cette même période à une diminution appréciable du taux de mortalité. C'est ce qui fait dire à la Société canadienne du cancer : «Si ce n'était du cancer du poumon, nous serions sur le chemin de la victoire.»

Pourtant, le plus important responsable du cancer du poumon, c'est la cigarette. Un fumeur qui grille deux paquets de cigarettes par jour présente 25 fois plus de risque de contracter la maladie. Une personne qui fume un paquet de cigarettes par jour diminue son espérance de vie de 5,5 minutes par jour, ou 28 jours par année.

Ça prend 20 ans à la cigarette pour provoquer le cancer qui, une fois diagnostiqué, est déjà le plus souvent répandu dans l'organisme, de sorte que la survie après cinq ans est de 30 % seulement.

3- *Les accidents* coûtent la vie à plus de 15 000 Canadiens par année.

L'alcool est impliqué dans 50 % de ces accidents mortels sur la route. Le port de la ceinture de sécurité réduirait de moitié les décès.

4- *La cirrhose du foie* est la quatrième cause de décès et sa progression est telle qu'on prévoyait qu'en 1985 elle sera la troisième cause de décès après le cœur et le cancer.

L'alcool est le plus grand responsable de cette maladie mortelle. Aux États-Unis, on compte 30 millions d'alcooliques, soit une personne sur 18. De ce nombre, on compte trois millions d'adolescents. Cela prouve bien que ce n'est pas ce que l'on dit qui est important, mais l'exemple qu'on donne. Si on projette ces chiffres, au Canada on compte trois millions d'alcooliques dont 300 000 adolescents. Les décès dus à l'alcool connaissent la plus forte progression de tous les décès.

5- *Les accidents cérébro-vasculaires*, ou les attaques de paralysie subite comme on les appelle, coûtent la vie à près de 15 000 personnes par année. Un des agents responsables de cette maladie est la haute tension artérielle.

Une personne sur 20 souffre de cette maladie. Au Québec, on évalue le nombre à près de deux millions et aux États-Unis à 40 millions. La moitié des gens qui en sont atteints ne le savent pas.

Les deux principaux facteurs connus responsables de cette maladie sont l'obésité et l'ingestion trop forte de sel. Le besoin en sel d'un organisme normal est de deux grammes par jour alors que la moyenne consommée par individu est près de 20 grammes par jour, soit dix fois plus qu'il n'en faut.

Chez la femme, entre 35 ans et 54 ans, la première cause de décès est le cancer du sein. Depuis quelques années plusieurs publications médicales ont révélé le fait qu'il y a beaucoup plus de cancer du sein chez les femmes obèses que chez les personnes minces; ce qui donne à penser qu'il y a des produits alimentaires absorbés en trop grande quantité qui pourraient être un facteur dans l'apparition ou l'évolution de ce cancer. Loin de moi la prétention d'avoir trouvé les causes du cancer du sein, qui sont encore inconnues, mais il y a des faits que nous ne pouvons ignorer.

Le docteur K. Carroll, de l'université Western, de London, Ontario, a fait état de la mise en cause des graisses alimentaires comme facteur de risques possibles dans certains types de cancer, dont le cancer du sein. On ne connaît pas encore les mécanismes par lesquels les graisses alimentaires affectent la genèse ou l'évolution de ces cancers mais on a constaté, et les études du docteur P.B. McCay de la Oklahoma Medical Research Foundation, Oklahoma City, Oklahoma, l'ont démontré aussi : plus il y a consommation élevée de graisses alimentaires, plus il y a une incidence accrue de cancers du sein.

Une étude rapportée en novembre 79 aux États-Unis au Ohio State Medical School peut nous laisser songeur. Quarante-sept patientes porteuses de multiples kystes bénins au sein ont été divisées en deux groupes. Vingt-sept patientes ont été soumises à une diète spéciale comme seul mode de traitement, et les vingt autres n'ont été soumises à aucune diète ni traitement, et ont été considérées comme groupe témoin.

Après six mois, les deux groupes ont été réévalués. Le groupe témoin n'ayant reçu aucun traitement, il n'y avait eu aucune amélioration des kystes du sein. Dans le groupe soumis à la diète spéciale, 65 % des patientes avaient une rémission complète, elles n'avaient plus aucun kyste.

La diète de ces patientes était fort simple : pas de café, pas de thé, pas de cola et pas de chocolat. Une substance chimique, le méthyl-xanthine, contenue dans ces produits serait responsable de l'apparition de ces multiples kystes aux seins.

Nous sommes vraiment passés maîtres dans l'art de nous faire mourir. En fait, nous ne mourons pas des suites d'une maladie, nous mourons de ce que nous faisons subir à notre corps durant toute notre vie.

Rôle de l'obésité

L'obésité, de par ses conséquences sur le cœur, la pression, le diabète, le cholestérol, les graisses dans le sang, est responsable d'un taux de mortalité plus élevé que le cancer.

Si grâce à un médicament révolutionnaire nous pouvions éliminer tous les décès causés par le cancer, nous prolongerions l'espérance de vie de la population de deux ans; si nous pouvions éliminer l'obésité demain matin, nous prolongerions l'espérance de vie de la population de sept ans.

Au Québec, les coûts des soins hospitaliers reliés à une mauvaise alimentation sont évalués à près de 300 millions de dollars par année et les coûts engendrés par les pertes en termes de production et de salaires à un autre 300 millions de dollars par année.

Selon une étude du docteur Drennick, portant sur 200 obèses mâles pesant plus de 30 % de leur poids idéal, le risque de décès entre 25 et 34 ans est douze fois supérieur à la normale, entre 35 et 44 ans, six fois supérieur à la normale; entre 45 et 54 ans, trois fois supérieur à la normale.

Une étude réalisée à Framinghan, Massachusetts, une petite localité près de Boston, qui a analysé pendant 14 ans les différents facteurs de risque de décès sur toute la population, a démontré qu'un accroissement de 10 % du poids entraîne un risque accru de décès de 30 %. Si l'excès de poids est de 35 à 50 %, la mortalité s'accroît de 54 %; si l'excès est de 50 à 74 %, la mortalité augmente de 130 à 182 %. Plus on est gros, moins on a de chance de vivre vieux.

Pour un homme âgé de 50 ans, pesant 20 kilos (44 lb) de plus que son poids normal, son espérance de vie est de 18 ans, soit jusqu'à 68 ans. Si cette même personne était à son poids normal, son espérance de vie serait de 25 ans, jusqu'à 75 ans. Son excès de poids de 20 kilos (44 lb) lui fait perdre sept ans de vie.

Le diabète

Au Québec, on compte 300 000 diabétiques. Les compagnies d'assurance qui vous assurent sur la vie font régulièrement des recherches sur les nombreux risques que vous encourez vis-à-vis de différentes maladies mortelles. C'est d'après ces études qu'elles fixent le montant de vos primes d'assurance. La société des actuaires engagée par ces compagnies a publié les rapports suivants : si votre poids excède de 20 % votre poids idéal, vos chances d'une mort prématurée par diabète sont de 150 % plus élevées que la normale; si vous avez 30 % de surplus de poids, vos chances de décéder prématurément sont de 400 % plus élevées.

Le triste cortège découlant du diabète est impressionnant : crise cardiaque, attaque de paralysie, cécité, amputation, coma. Et pourtant 80 % des diabétiques contrôleraient leur maladie sans aucun médicament s'ils pouvaient atteindre et maintenir leur poids idéal. On peut dire que 80 % des diabétiques ne seraient pas diabétiques s'ils n'étaient pas obèses. L'alimentation est responsable de 80 % des cas de diabète. Le Québécois domine au pays pour ce qui est de l'absorption de boissons gazeuses : 68 litres (18 gallons) par individu par an. Chaque contenant de 295 millilitres (10 onces) contient 50 millilitres (10 cuillères à thé) de sucre raffiné.

C'est sans doute pourquoi, au Québec, on note une augmentation de 8 % par an de nouveaux cas de diabète et, au Canada, 30 000 nouveaux décès par an.

L'hypertension

Cette maladie a souvent été appelée le tueur silencieux. La très grande majorité des gens qui en sont affectés n'ont aucun symptôme qui laisse présager la maladie. La moitié des gens n'en savent rien, n'ayant jamais fait prendre leur pression. Aux États-Unis, on estime à 40 millions le nombre de personnes faisant de l'hypertension. Au Québec, on en compte près de un million. Une personne sur six en est affectée, mais la plupart ne le savent pas et ne se font pas soigner. Et de ceux qui se font traiter, la moitié seulement contrôlent adéquatement leur pression. Les conséquences de la haute pression sont néfastes à long terme; aucun symptôme ne se manifeste pendant dix ou vingt ans et, subitement, c'est l'orage, avec attaques de paralysie, crises cardiaques, mauvaise circulation sanguine dans les jambes. Il est trop tard, le dommage est fait.

Deux facteurs connus sont responsables de la maladie : le sel et l'obésité. Une consommation exagérée de sel, soit jusqu'à dix fois notre besoin, est néfaste. Même si vous n'utilisez pas la salière à outrance, surveillez les étiquettes des produits alimentaires que vous achetez, le sel s'y cache sous forme de chlorure de sodium. Jusqu'aux deux tiers de votre consommation de sel le sont à votre insu.

L'obésité comme facteur responsable de l'hypertension est supérieure au rôle que joue le sel. Près de la moitié des hypertendus pourraient diminuer leur hypertension par le seul contrôle de leur poids. Un hypertendu sur deux ne serait plus considéré comme tel en maintenant seulement un poids idéal, sans aucun médicament.

Jouir de son corps

Le corps humain est une merveilleuse machine fort bien faite. Il possède en lui-même le pouvoir de nous amener vers les plus hauts sommets, mais dès que nous le malmenons, si peu que ce soit, nous nous exposons tôt ou tard à des problèmes.

L'homme n'a pas été conçu pour devenir obèse; un jour ou l'autre, il doit en payer le prix et le paie chèrement. Nous mourons de ce que nous faisons subir à notre corps la vie durant.

Il ne faut pas se fier à la médecine qui ne prolonge en fait nos jours que de quelques heures misérables. Prenons plutôt nos responsabilités vis-à-vis de notre corps; nous en serons les premiers bénéficiaires.

CHAPITRE 5

LA MORT DANS VOTRE ASSIETTE

Rôle des aliments

Les grands responsables de l'obésité, ce sont les aliments que nous consommons. Nous avons assisté, au cours des dernières décennies, à une épidémie sans précédent : selon Statistique Canada une personne sur deux souffre d'obésité.

En 1977, la commission sénatoriale MacGovern, aux États-Unis, faisait le bilan de l'état actuel de l'alimentation des Américains et fixait des objectifs diététiques.

Les types d'aliments à forte teneur en calories sont au nombre de trois : les protéines, les graisses et les sucres.

Les glucides (hydrates de carbone ou sucres) composent 46 % des calories de tout le menu quotidien, soit 24 % de sucre raffiné et 22 % de sucre complexe sous forme de féculents. Les objectifs diététiques sont d'augmenter la consommation des glucides à 58 % de tout le menu quotidien en augmentant les sucres complexes à absorption lente, les féculents à 45 % et en diminuant les sucres raffinés à 13 %.

Les graisses comptent pour 42 % des calories ingérées avec 16 % de graisses saturées d'origine animale et 26 % de graisses insaturées d'origine végétale. Les objectifs recherchés sont de diminuer l'apport quotidien de graisses à 30 % avec 10 % de graisses animales et 20 % de graisses végétales.

Les protéines comptent pour 12 % de notre apport alimentaire, ce qui, en pourcentage, est suffisant mais on suggère de changer la nature de ces protéines qui viennent surtout des viandes animales pour des protéines venant du poisson, du poulet, du lait et des oeufs.

Le total des calories ingérées devraient passer en moyenne de 3 000 à 2 000 par individu, par jour.

Les glucides. Il en existe deux sortes : les sucres à absorption lente et les sucres à absorption rapide. Les sucres sont la principale source d'énergie du corps humain.

Les sucres à absorption lente sont absorbés au niveau du tube digestif, sur plusieurs heures, et sont composés surtout d'amidon, comme le blé, le maïs, le riz, les pâtes, les céréales et les pommes de terre.

Les sucres à absorption rapide sont au nombre de deux :

— simples :
- le glucose (sucre raffiné)
- le fructose (sucre des fruits, miel, légumes)

— doubles :
- saccharose (sucre industriel, de betterave ou de canne à sucre)
- lactose (sucre du lait)
- maltose (sucre transformé de l'amidon)

Tableau 4
PROFIL ALIMENTAIRE

	État actuel		Objectif	
GLUCIDES (Hydrates de carbone) (Sucre)	sucre raffiné:	24 %	sucre raffiné:	↓ 13 %
	féculents:	22 %	féculents:	↑ 45 %
	TOTAL	46 %	TOTAL	↑ 58 %
GRAISSES	animales:	16 %	animales	↓ 10 %
	végétales:	26 %	végétales	↓ 20 %
	TOTAL:	42 %	TOTAL	↓ 30 %
PROTÉINES	viandes:	8 %	viandes:	↓ 4 %
	poissons:	4 %	poissons:	↑ 8 %
	poulets:		poulets:	
	autres:		autres:	
	TOTAL:	12 %	TOTAL:	12 %
Calories/jour	3 000		2 000	

Le sucre raffiné est un produit industriel, inconnu de l'organisme. C'est un des seuls aliments absorbés dans le sang sous une forme chimiquement pure, ne nécessitant aucune transformation, en 18 à 20 minutes. Sans risque connu, l'organisme humain peut en consommer jusqu'à 35 grammes (1,3 once) par jour. Or, au Canada, nous en consommons 165 grammes (6,5 onces) par jour en moyenne par individu, soit cinq fois trop tous les jours. Le pire c'est que nous n'en sommes pas toujours conscients. Le sucre se cache dans d'innombrables produits alimentaires, comme dans la grande majorité des produits en conserve, dans les boissons gazeuses, dans la plupart des jus de fruits, les yogourts, la crème glacée, les gâteaux, les confitures, les biscuits, les céréales et même dans les marinades. À votre prochain magasinage, vérifiez les étiquettes et recherchez les mots synonymes de sucre : glucose, sucrose, saccharose, glucide.

Pourquoi les sucres raffinés sont-ils si dommageables à notre santé? En fait, notre organisme n'a pas besoin qu'on rajoute du sucre à une alimentation normale. Le sucre est présent dans le pain, les pâtes, les fruits, les pois, les carottes, le lait, il est présent presque partout. J'entends souvent dire : «Moi, docteur, j'ai absolument besoin de sucre, quand mon organisme en manque, je me sens malade.» Aucun être humain, qui s'alimente normalement d'une façon équilibrée, à des heures régulières, sans sauter de repas, n'a vraiment besoin de rajouter de sucre raffiné à son alimentation. Ce sont des habitudes, le goût et une signification symbolique rattachée au sucre, du genre «c'est ma seule joie dans la vie, ma vie ne vaudrait pas la peine d'être vécue sans sucre», qui sont responsables de ces croyances populaires.

Pain et sucre

Comparons ce qui se passe dans l'organisme lorsque nous absorbons un morceau de pain et un morceau de sucre.

Le pain est un sucre complexe composé de longues chaînes qui sont coupées par les enzymes de la digestion pour donner du glucose, un sucre naturel simple. Ce processus de digestion est lent et fait que les sucres sont libérés dans le sang peu à peu pendant une à trois heures, de sorte que l'insuline sécrétée par le pancréas pour amener les cellules et le foie à bien utiliser ce carburant est produite sur une période plus longue à des doses raisonnables, suivant l'arrivée de sucre dans le sang.

Le sucre raffiné est, pour sa part, très rapidement absorbé en 18 à 20 minutes et son entrée dans le sang se fait massivement, ce qui a pour effet de stimuler fortement et rapidement la production d'insuline par le pancréas. Le résultat est que la quantité d'insuline circulant dans le sang dépasse le réel besoin, son niveau s'élevant trop haut. Le sucre est rapidement emmagasiné et brûlé, mais l'excès d'insuline fait en sorte que le niveau de sucre dans le sang baisse bien au-dessous de la normale : c'est l'hypoglycémie.

C'est le début d'un cercle vicieux. L'hypoglycémie entraîne la fatigue, le manque de concentration, souvent l'impatience et l'agressivité, et surtout la rage de la faim. Résultat : l'individu se gave à nouveau de trop de sucre car «il ne sent pas le fond». Cela le soulage temporairement mais amène à nouveau un pic d'insuline trop élevé et une prochaine crise d'hypoglycémie de trois à cinq heures plus tard.

Conséquences

Une conséquence directe d'un abus de sucre raffiné est le diabète. Il est facile de comprendre que le pancréas, à force de trop travailler en produisant beaucoup d'insuline, vient à s'épuiser avec le temps et ne peut plus, à un moment donné, métaboliser le sucre absorbé qui demeure dans le sang, et c'est le diabète et toutes ses complications.

Une autre conséquence de l'abus du sucre raffiné est l'obésité. Chaque individu consomme 60 kilos (130 lb) de sucre raffiné par année, responsable d'un excès de gras de 30 kilos (66 lb) à la fin de l'année. Le raffinage des sucres, des féculents, et en particulier le blé et le riz, a un effet désastreux sur l'obésité, le diabète et le cancer des intestins. Du fait que le blé et le riz soient débarrassés de leurs fibres alimentaires qui ne contiennent pas de calories absorbables, ils sont hautement concentrés en calories dans très peu de volume, de sorte que l'estomac enregistre une très petite quantité de nourriture et continue d'en demander malgré une haute teneur calorique.

Dans le diabète, on tend actuellement à prescrire une diète riche en sucre complexe, c'est-à-dire en féculents non raffinés. Les résultats préliminaires ont démontré une baisse appréciable du taux de sucre sanguin. Depuis les travaux du docteur P. Burkitt, d'Angleterre, nous avons découvert l'importance des fibres alimentaires dans plusieurs maladies. Dans les pays où la consommation d'aliments riches en fibres alimentaires est répandue, la constipation, les maladies du côlon et le cancer des intestins sont presque inexistants. Dans ces pays, la durée du passage de la nourriture dans l'intestin est de 35 heures, soit une journée et demie, alors que dans notre société elle est de 80 heures, soit trois jours et demi.

Les calories vides

Le sucre raffiné, création de l'homme, fournit en fait des calories vides, c'est-à-dire qu'il est une source d'énergie pure, de calories, sans apport en protéines, sels minéraux ou vitamines. Comme plus du quart de notre alimentation quotidienne est composée de ces aliments à calories vides, il devient très difficile d'absorber les vitamines et les sels minéraux nécessaires à notre bonne santé.

Le sucre, c'est le raffinement de l'homme passé maître dans l'art de se faire mourir.

Les viandes

Elles sont composées de deux éléments énergétiques, la graisse et les protéines.

Les graisses se divisent en deux catégories :

1- les graisses saturées, en majorité d'origine animale;

2- les graisses insaturées, en majorité d'origine végétale et des poissons.

Beaucoup de recherches sont présentement en cours sur l'importance des graisses saturées, comme certaines margarines, pour réduire le taux de cholestérol et, subséquemment, l'artériosclérose. La question est complexe et la preuve n'est pas encore faite. Nous assistons à toute une polémique sur la place publique autour du beurre et de la margarine. Je ne sais pas qui a raison, mais ce que je sais c'est que nous consommons beaucoup trop de matières grasses. Elles constituent actuellement 42 % de toute notre alimentation alors qu'elles devraient au maximum atteindre 30 %. C'est donc une réduction de plus du quart de notre consommation qu'il faudrait atteindre. Il ne faut pas l'oublier, à poids égal les graisses fournissent deux fois plus de calories que les sucres et les protéines. Les graisses en brûlant dans l'organisme libèrent neuf calories par gramme, alors que les sucres et les protéines en libèrent quatre.

Les gras cachés

Une personne sédentaire qui pèse 75 kilos (165 lb) consomme un peu plus de 2 000 calories par jour, dont plus de 850 sous forme de graisses, soit 95 grammes (23,5 cuillerées à thé) de beurre par jour. J'entends déjà vos réactions : «Voyons, je n'ai jamais mangé cela, ce n'est pas possible.» Dans notre société, nous avons l'habitude de manger régulièrement deux repas de viande par jour. Un repas sans viande, ce n'est pas un repas. Le contenu en gras d'un morceau de viande, si on tient compte uniquement de sa masse solide, c'est-à-dire sans eau, peut aller jusqu'à 80 %. Prenons quelques exemples, avant cuisson :

— viande hachée de deuxième qualité : 80 % de gras

— jambon et porc : environ 70 %

— veau : environ 55 %

— poulet : environ 40 %

— sole : environ 20 %

Toutes les viandes ont plus de gras que de protéines, seuls la volaille et les poissons ont plus de protéines que de gras. Lorsque vous mangez 200 grammes (7 onces) d'un bon steak cuit sur le gril, vous consommez près de 160 calories de protéines et plus de 450 de graisses. En gras, ça équivaut à plus de 50 grammes (13 c. à thé) de beurre. J'espère que vous n'en rajoutez pas pour faire cuire votre steak.

Les viandes consommées avec excès, et je crois que deux fois par jour est un excès, sont néfastes à cause de la quantité de gras très importante qu'elles cachent. Nous aurions grand avantage à diminuer notre consommation de viande qui a doublé depuis 30 ans et à augmenter notre consommation de poulet, de poisson et de légumineuses.

Jouir de la vie

Impossible d'en sortir, nous devenons ce que nous mangeons. Jamais, de toute l'histoire de l'humanité, il n'aura été aussi important de bien s'alimenter et de faire les bons choix, d'abord à cause de l'industrialisation de l'alimentation qui a mis sur le marché une foule de produits alimentaires attrayants, mais dommageables pour notre santé, puis à cause de la possibilité pour l'homme de jouir de choses nouvelles extraordinaires grâce à l'apport de la technologie moderne. Jamais l'homme n'a pu réaliser tant de choses à son travail, durant ses loisirs et ses activités physiques et pourtant plus il peut jouir de la vie, plus il semble vouloir la raccourcir et se contenter de bien petits plaisirs et de gros malheurs.

Vous avez le choix, et votre vrai choix c'est de perdre la santé ou de prolonger votre vie. Si vous avez choisi de gagner, voici un guide-régime qui vous mettra sur la bonne voie.

Tableau 5
VOTRE GUIDE-RÉGIME

Réduisez	de
Le sel	5 à 10 fois
Le sucre raffiné	2 à 5 fois
Le gras animal	2 fois
La viande	2 fois
Les calories	1/3
Augmentez	de
Les féculents (non raffinés)	2 fois
Le gras végétal	identique
Le poisson	2 fois
Le poulet	2 fois
Les légumineuses	2 fois

L'essence de votre voiture demeurera toujours un moyen pour la faire avancer. La nourriture demeurera toujours, que vous le vouliez ou non, le seul moyen de vous faire avancer, quel que soit votre choix, perdre ou gagner.

CHAPITRE 6

LE TRAITEMENT DE LA GRAISSE

Les béquilles

L'homme s'évertuera probablement toujours à rechercher les solutions faciles et les médicaments susceptibles de régler malgré lui son problème de poids. Les pilules pour couper l'appétit ont déjà connu une certaine vogue et plusieurs se rappelleront leurs longues nuits blanches et l'excitation causée par les amphétamines qui ont été retirées du marché, il y a quelques années.

Actuellement, les pilules coupe-faim sont presque toutes des dérivés lointains des amphétamines, mais avec beaucoup moins d'effets secondaires. Leur résultat sur la perte de poids est significatif dans les six premières semaines; par la suite, elles semblent perdre de leur efficacité.

À long terme, la pilule miracle n'a pas encore été trouvée.

La pilule pour l'eau

Elle est souvent demandée au bureau pour aider au problème de l'obésité; elle est tout à fait inutile, ne fait pas éliminer la graisse et peut être dangereuse car elle assèche l'organisme et la peau. Ces médicaments ne doivent être employés que lorsqu'il y a une maladie associée, diagnostiquée et la prescription faite par le médecin.

Les extraits de glande thyroïde

Ils sont peu efficaces et peuvent être dangereux, surtout s'ils entraînent des palpitations cardiaques. Ils ne sont pas approuvés pour le traitement de l'obésité.

Les injections quotidiennes d'hormones gonadotrophine chorioniques (H.G.C.)

Elles sont associées à une diète de 500 calories et sont au centre d'un long débat sur leur utilité. Quatre études récentes conduites en même temps dans différents centres aux États-Unis ont aboutit aux mêmes résultats : il n'y a pas de différence significative quant à la perte de poids et aux critères de bien-être entre le groupe placebo (il recevait des injections d'eau, croyant recevoir l'hormone) et celui qui recevait du H.G.C. (hormone de femme enceinte).

Les antiféculents (inhibiteurs de l'amylase)

Il s'agit d'un nouveau groupe de médicaments qui ont fait l'objet d'une publicité tapageuse et qui furent retirés du marché. On voulait étudier davantage leur efficacité et leurs effets secondaires.

Ces médicaments proviennent de produits naturels, comme certains légumes, céréales et fèves. Ils ont comme effet d'empêcher l'action d'un enzyme qui digère normalement les féculents comme le pain, les pâtes, le riz, les patates et certains légumes comme les pois, les carottes et le maïs.

À notre clinique de Verdun, nous sommes le seul groupe de médecins au Québec à avoir fait une recherche clinique à double insu sur ce produit. Les conclusions ont été que l'efficacité de ce médicament était d'environ 50 %. C'est-à-dire que si vous mangez une tranche de pain, la moitié de celle-ci n'est pas absorbée. Les effets secondaires furent minimes et on n'a pu déceler d'anomalie au niveau du sang. Il reste cependant que d'autres études doivent être faites sur une période beaucoup plus longue avant de pouvoir tirer des conclusions définitives.

Je sais qu'actuellement d'autres études sont en cours sur ce produit et qu'éventuellement il réapparaîtra sur le marché. Son plus gros désavantage, c'est qu'il n'incite pas à un changement dans les habitudes alimentaires; il encourage même certaines personnes à doubler leur portion de féculents, et les résultats sont alors désastreux. Éventuellement, ces médicaments pourraient peut-être avoir une utilité au niveau du maintien du poids lorsque, dans certaines occasions, nous ne pouvons éviter des repas riches en pâtes ou en pain. Attention, il ne faudra pas augmenter la quantité de féculents à table sous prétexte qu'on a pris une pilule.

Les substituts de repas

Depuis quelques années, les substituts de repas sont annoncés à grand renfort de publicité. Si on se fie au «sex appeal» de celles qui y recourent dans les annonces, j'ai l'impression que des milliers de femmes en consomment, rêvant devenir aussi «sexy».

Les sachets contiennent, pour la plupart, de la poudre de lait séché, complétée de vitamines et de sels minéraux, auxquels il faut ajouter 236 millilitres (8 onces) de lait, le tout devant être conforme aux normes fédérales qui régissent ce domaine. Près des trois quarts de leur valeur nutritive viennent du lait qu'on y ajoute. Ces substituts n'ont pas d'autre effet sur l'appétit ou sur la perte de poids que celui de prendre votre verre de lait au chocolat que vous pourriez vous préparer vous-même à la maison. Le contenu d'un substitut de repas est d'environ 13 grammes de protéines, 9 grammes de gras, 24 grammes de sucre et 230 calories, alors que le contenu de votre lait au chocolat maison est de

10 grammes de protéines, 10 grammes de gras, 27 grammes de sucre et 235 calories.

Les recommandations des fabricants vous incitent à remplacer votre repas qui, normalement, aurait pu compter 500 à 1 000 calories, par ce breuvage au lait qui contient environ 250 calories, d'où l'économie de 250 à 750 calories par repas et perte de poids. N'oubliez pas, il n'a aucun agent actif sur l'appétit, ni sur la fonte des graisses; la perte de poids survient parce que, finalement, vous mangez moins. Les fabricants recommandent généralement un sachet pour le déjeuner, un pour le dîner et un repas d'environ 500 calories, ce qui donne une diète de 1 000 calories par jour.

La méthode accélérée préconisée recommande quatre substitut de repas par jour, sans aucune autre nourriture; ceci donne une diète de près de 1 000 calories et apporte une trop forte quantité de calcium pour un organisme adulte, avec les risques associés dont un des plus importants est le calcul aux reins.

Ces substituts de repas sont surtout utiles aux personnes qui sautent des repas et qui n'ont pas le temps de s'en préparer.

Le jeûne intégral

Cette technique qui consiste à n'absorber que de l'eau a été complètement abandonnée comme cure d'amaigrissement. Les dangers pour la santé et le peu d'efficacité à maintenir le poids perdu en graisse font que cette technique ne peut en aucune façon être recommandée pour une perte de poids.

Prenons l'exemple d'une personne qui perdrait 15 kilos (33 lb) sur la balance après un mois de jeûne; trois de ces kilos (6,5 lb) sont en perte d'eau, six de ces kilos (13 lb) sont en perte de muscle et les six autres kilos (13 lb) sont en perte de graisse. La perte d'eau sera rapidement reprise dès qu'il y aura réalimentation. Les six kilos (13 lb) de muscle perdus sont néfastes pour la santé : après trois à six semaines de jeûne, des signes de faiblesse se manifestent et le cœur, qui est un muscle, s'affaiblit en s'amincissant de plus en plus jusqu'à devenir ultimement, après environ deux mois, comme une feuille de papier. À ce moment-là, c'est la mort, tout comme pour les prisonniers irlandais, il y a quelques années.

En plus du grave danger que constitue la perte de tissu musculaire, il faut savoir que lorsqu'il y aura réalimentation, même normale, il y aura reprise automatiquement de 12 kilos (26 lb), car pour chaque kilo de muscle repris s'ajoute inévitablement un kilo de graisse. Si vous faites le compte, après un mois de jeûne et une perte de 15 kilos (33 lb), il y aura, dans les jours et les semaines qui vont suivre une réalimentation même normale, reprise de ces mêmes 15 kilos (33 lb).

Pour les adeptes qui voient dans le jeûne intégral une expérience de vie personnelle et spirituelle, je leur recommande d'avoir un bon examen médical avant de commencer et de ne pas dépasser deux semaines de cure.

Diètes miracles à la mode

Les diètes infaillibles de différents types, soit aux hydrates de carbone, aux œufs, aux pamplemousses, et la liste pourrait s'allonger, sont des diètes déficientes en ce qu'elles manquent d'un ou de plusieurs constituants essentiels d'une saine alimentation, de sorte qu'en aucun temps elles ne peuvent être utilisées plus de deux semaines consécutives, sinon il y a risque de maladie.

La perte de poids paraît spectaculaire, mais la reprise l'est aussi pour les mêmes raisons que pour le jeûne intégral : la reprise d'eau et des muscles entraîne automatiquement autant de gras. Donc, je ne vois pas d'utilité à ces diètes si ce n'est pour quelques impatients qui n'auraient que deux ou trois kilos (4 à 7 lb) à perdre rapidement.

Diètes-maison

De nombreux dangers guettent les personnes qui, sans connaissance suffisante, se mettent à la diète. La plupart du temps ces régimes sont trop sévères et mal équilibrés. Il en résulte de l'anémie, de la faiblesse, de la perte musculaire, de la fatigue cardiaque et de l'hypoglycémie.

Je me souviens d'une jeune femme qui vient me voir un jour. Elle est désespérée, elle a 15 kilos (33 lb) en trop; malgré tous ses efforts, elle n'arrive pas à les perdre. Le matin, très décidée à régler son problème de poids, elle ne déjeune pas, elle se contente de deux cafés et de trois cigarettes. Le midi, elle tient le coup, elle mange une salade verte, une tomate et boit deux autres cafés. Vers 16 heures, le drame commence : elle se sent fatiguée, épuisée, son caractère change, elle ne se reconnaît plus, elle ne peut plus contrôler sa faim, c'est une obsession. «Je me sens en train de devenir folle» me dit-elle. Et là, c'est la bouffe incontrôlable, deux assiettées combles, pâtisseries, crème glacée. «Je n'ai plus de fond pour une bonne partie de la soirée.» Puis c'est la culpabilité. Découragée, elle me demande si je ne devrais pas la référer à un psychiatre. En fait, le problème de cette jeune patiente n'est pas psychiatrique mais bien physique.

Ce qu'il y a de plus déplorable pour ces personnes qui fixent leur propre régime, c'est qu'elles sautent des repas ou prennent des repas trop légers, ce qui a pour effet de trop abaisser leur taux de sucre dans le sang et de provoquer l'hypoglycémie et ses symptômes. Si vous avez un problème de poids, consultez un professionnel de la santé qui saura vous conseiller de façon adéquate sur le régime à suivre.

Diètes dites équilibrées

Ces diètes comptent normalement 1 000 à 1 200 calories et elles ont été longtemps recommandées comme étant les seules efficaces.

La revue des publications médicales nous indique que moins de 5 % des sujets traités réussissent à perdre un surplus de poids de 20 kilos (40 lb) et plus. Pour les pertes de poids moins importantes, inférieures à 15 kilos (30 lb), 25 à 30 % des sujets réussissent à perdre leur excès de poids. Un danger guette les personnes qui suivent des diètes entre 750 et 1 000 calories : ces diètes ne sont pas équilibrées parce qu'elles ne contiennent pas suffisamment de protéines, de sorte qu'il y a jusqu'à 25 % de la perte de poids qui se fait au détriment des muscles, si bien que lorsqu'il y a réalimentation même normale, l'organisme reprend ce 25 % de perte musculaire en y ajoutant automatiquement l'équivalent en gras, de sorte qu'on assiste à court terme à la reprise de 50 % de la perte de poids initiale. En plus, nous connaissons les dangers de la perte musculaire sur le cœur et sur l'organisme tout entier.

Diètes spéciales aux protéines

Ces diètes sont expérimentées tant en Europe (France, Angleterre, Allemagne) qu'aux États-Unis depuis plus de dix ans. Elles comptent entre 300 et 600 calories par jour, ce qui a comme résultat d'amener un changement dans l'organisme, la cétose. Ces diètes qui sont complétées en protéines selon le besoin de chaque patient favorisent uniquement la perte de gras et empêchent ainsi la perte musculaire.

La nature des protéines ingérées peut être sous forme de nourriture comme la viande, le poisson et la volaille, ou sous forme de présentation spéciale en sachet ou en liquide, ou sous forme d'un mélange de nourriture et de protéines spéciales.

L'avènement de ce type de diète a marqué un tournant important dans l'évolution de nos techniques d'amaigrissement et dans nos connaissances de la physiologie, du rôle de l'insuline, des acides gras, des corps cétoniques et de l'épargne des protéines.

Alors que les diètes conventionnelles ne connaissaient le succès que dans 5 % des cas lorsqu'il s'agissait de perdre 20 kilos (40 lb) et plus, l'équipe des docteurs George Blackburn et Bruce R. Bristian de l'université Harvard, de Boston, publiait en 1976 une étude portant sur 650 patients, couvrant une période de quatre ans, de 1973 à 1977, et démontrant une perte de 20 kilos (40 lb) et plus chez 75 % des sujets et un maintien du poids, après quatre ans, de 30 %.

Tableau 6
RÉSULTATS THÉRAPEUTIQUES
COMPARÉS POUR PERTE DE 20 KILOS
(40 LB) ET PLUS (DR BRISTIAN)

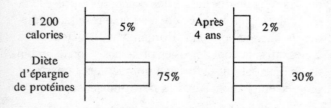

1 200 calories — 5%   Après 4 ans — 2%

Diète d'épargne de protéines — 75%   30%

Dans cette étude, tous les sujets devaient suivre, en même temps que la diète, des cours orientés vers le changement des habitudes et du comportement dans le but de maintenir le poids perdu. Ces résultats sont exceptionnels et viennent changer nos façons conventionnelles de traiter l'obésité.

En 1977, aux États-Unis, on a rapporté une quarantaine de morts à la suite d'une diète composée uniquement de protéines liquides prédigérées (collagène hydrolysé), sans aucune nourriture. Ces morts ont donné lieu à tout un battage publicitaire concernant les dangers d'une telle diète. Dans la seule année de 1977, quatre millions de personnes avaient pris ces protéines aux États-Unis. Une étude exhaustive touchant ces mortalités a été faite au Centre pour le contrôle des maladies, à Atlanta. Voici les conclusions des docteurs Arthur Frank et C. Graham, de la faculté de médecine de l'université George Washington, publiées dans *Le Journal international d'obésité*, une publication médicale de prestige tant en Europe qu'aux États-Unis. Sur la quarantaine de patients décédés, 36 avaient déjà pris des protéines liquides et étaient suffisamment documentés sur le sujet. De ces 36 patients, 32 n'étaient suivis par aucun médecin ou étaient mal suivis, les protéines liquides étant en vente libre aux États-Unis. Ces patients manquaient de sels minéraux (potassium, calcium, magnésium) et de protéines. Les quatre autres étaient tous des cardiaques connus.

L'efficacité de ce type de diète réside dans trois facteurs :

1- perte rapide de poids, entre 6 et 12 kilos par mois, ce qui incite le patient à persévérer dans sa diète;

2- sensation de bien-être associée à ce type de diète à cause de l'effet de cétose;

3- perte de la sensation de la faim causée par l'effet naturel de la cétose.

Pour les personnes qui ont un problème de poids important et qui ont toujours échoué, ce type de diète, associée à des cours pour changer le comportement du patient, va donner d'excellents résultats pour trois personnes sur quatre.

Une mise en garde importante : aucune personne ne devrait suivre ce type de diète sans être suivie par un médecin expérimenté dans ce genre de traitements. Entre des mains expertes, les diètes spéciales aux protéines ne sont pas dangereuses et certainement beaucoup moins que la maladie traitée.

La technologie moderne, en même temps qu'elle a pu réussir à nous laisser croire que nous pouvions devenir plus heureux à bouffer, nous a donné les moyens de nous rendre compte de ces effets sur notre organisme. Dans la dernière décennie, elle nous a donné les moyens de combattre efficacement ce terrible fléau qu'est l'obésité. J'ai beaucoup de difficulté à imaginer que nous pourrons un jour trouvé une diète plus efficace pour traiter l'obésité. Le problème n'est plus du côté diététique, c'est au comportement qu'il faut maintenant s'attarder.

CHAPITRE 7

VOTRE PLUS GRAND
POUVOIR

À six pouces du succès

Le docteur Wilder Penfield, maintenant décédé, qui fut directeur de l'Institut neurologique de Montréal pendant plusieurs années, était un savant reconnu à travers le monde. Il rapporta un jour, lors d'un colloque à l'Académie nationale des sciences, à New York, la découverte suivante : certaines parties du cerveau conservent en mémoire toutes les expériences passées d'une personne, même si cette personne n'en a plus le souvenir. Lors d'une opération sur le cerveau au cours de laquelle le patient était éveillé, le docteur Penfield stimula électriquement avec une électrode un endroit du cerveau. Aussitôt, le patient se mit à revivre un incident de son enfance qu'il avait tout à fait oublié.

Les expériences se répétèrent, et toujours les patients faisaient les mêmes constatations : non seulement ils se remémoraient tel fait passé, mais ils revivaient intégralement leurs expériences même si elles avaient été oubliées. Ils revoyaient en détail le décor, les personnes, la situation, ils entendaient les sons ambiants, les paroles, ils revivaient la même sensation, la même émotion qu'ils avaient resenties, ils sentaient même les odeurs.

Cette découverte bouleversa les psychologues et les médecins. Comment le cerveau pouvait-il emmagasiner autant d'informations? Le neuro-physicien anglais W. Grey Walter estima que le cerveau pouvait contenir au moins dix milliards de cellules et qu'il se comportait comme un ordinateur.

Ces recherches, et beaucoup d'autres, ouvrirent la voie à la plus grande révolution jamais connue dans le domaine de la psychologie, de la psychiatrie et de la médecine. Avec l'apparition et l'évolution des ordinateurs, l'être humain pouvait enfin comprendre son mode de fonctionnement.

Entre nos deux oreilles, il y a six pouces où est renfermé le plus puissant ordinateur de la terre. Cet ordinateur qu'est notre subconscient emmagasine tout ce que nous vivons, traite ces données électroniquement et tient à jour nos actifs et nos passifs, soit l'état de notre valeur face aux différentes situations auxquelles nous sommes confrontés. Cette mise à jour perpétuelle à partir des renseignements recueillis de notre vie, de notre valeur, c'est notre image mentale. Tout ce que nous faisons, toutes nos actions, tout notre comportement dépendent de cette image mentale que nous entretenons de nous-même.

Si nous avons une bonne image mentale de nous-même face à une activité à faire, par exemple jouer au golf, danser, faire de l'artisanat, cuisiner, si nous avons confiance en nos moyens face à ces situations, alors nous aborderons ces activités avec grande confiance et réussirons facilement. Le succès entraîne le succès.

Par contre, devant d'autres situations où nous n'avons pas connu de succès, soit parce que nous faisions face à une situation nouvelle, soit parce que nous y avions connu l'échec auparavant, l'image mentale que nous avons de nous-même est négative, et notre confiance dans la réussite est nulle. Notre attitude sera donc d'éviter, si possible, toute action puisque, de toute façon, nous pensons ne pas être capable de réussir, ou de l'entreprendre mais avec la perspective d'un échec. Notre comportement sera donc, en conséquence, peu enthousiaste, sans détermination et se terminera sûrement par un échec qui viendra renforcer l'idée que, effectivement, cette activité ne nous convient pas. L'échec entraîne l'échec.

Et pourtant, entre nos deux oreilles, sur une distance de six pouces, nous avons l'ordinateur le plus puissant de la terre qui ne demande qu'à être programmé positivement. Si nous remplissions la place Ville-Marie, étage après étage, avec des ordinateurs les plus sophistiqués du monde et que nous les reliions entre eux pour augmenter leur puissance, nous n'atteindrions pas encore la puissance de celui que nous avons dans notre tête. Notre subconscient est au moins 200 000 fois plus puissant que n'importe quel ordinateur fait de main d'homme. Il a été estimé qu'en général nous n'employons que de 1 à 3 % de tout son potentiel.

L'être humain est fait pour le succès, pour le bonheur. Il a tout en sa possession pour réussir, son corps est une machine extraordinaire qu'aucun robot ne peut surpasser; sa tête possède le plus puissant pouvoir de l'univers et pourtant, avec tous ces moyens, l'homme ne réussit pas à être heureux. Pourquoi? Pourquoi s'acharne-t-il à déformer son corps? Pourquoi s'acharne-t-il à se rendre malade? Pourquoi se contente-t-il de moins, alors qu'il pourrait réaliser tous ses rêves? L'être humain a été fait pour le succès, pour le bonheur.

Mauvaise programmation

Les influences négatives de la société, de l'entourage, nos propres pensées négatives nous ont mal programmés. Sans nous en rendre compte, notre attention s'est porté uniquement vers le négatif. Nous ne voyons plus le bon côté des choses, nous ne voyons que le mauvais. Nous n'avons aucun mérite à bien faire ce que nous devons réaliser, c'est normal qu'il en soit ainsi, mais c'est catastrophique, épouvantable, impardonnable de faire une petite erreur.

Ce que notre ordinateur enregistre, c'est l'erreur commise, amplifiée en intensité par l'émotion que nous y joignons. Et le résultat touchant l'image mentale que nous entretenons de nous-même pourrait se

lire comme suit : «Je suis une erreur, je suis un bon
à rien», et ce, à cause d'une petite erreur à côté de
neuf bon coups non enregistrés.

Manque de confiance

La semaine dernière, j'ai rencontré au bureau,
pour la première fois, Diane G. Elle a 22 ans et elle
a 36 kilos (79 lb) en trop. C'est une jeune femme
qui m'apparaît dynamique et pleine de ressources.
Elle est très joviale et, malgré son jeune âge, assume
des responsabilités importantes au sein de la compagnie où elle travaille. Elle est responsable de la
comptabilité et quatre employées sont sous ses ordres.
Au premier abord, mon impression est excellente,
«Voilà une jeune femme aux multiples qualités; elle
devrait régler son problème de poids facilement», me
dis-je.

Au questionnaire, elle me révèle qu'elle est à la
diète presque constamment depuis l'âge de 13 ans.
Elle a tout essayé, comme elle dit : diète-maison,
diète américaine, elle est même allé à New York pour
suivre cette diète, substituts de repas, diète à
750 calories dans une clinique sans médecin mais
avec contrôle quotidien où elle a perdu 18 kilos en
20 semaines. Elle les a cependant tous repris rapidement et ça lui a coûté 950 $. Chaque fois, c'est
le même scénario; elle perd bien son poids, mais elle
le reprend tout aussi rapidement malgré une alimentation normale.

Elle est découragée, elle se met à pleurer : «Je n'y
arriverai jamais, je ne comprends pas que je réussisse

bien dans tout ce que j'entreprends mais que je ne puisse pas réussir avec mon problème de poids.» Je lui explique avec enthousiasme les services que je peux lui rendre, fort convaincu qu'elle devrait en bénéficier et qu'elle pourrait à 90 % régler son problème d'obésité une fois pour toutes. Elle esquisse un sourire en coin. Alors je lui demande : «Croyez-vous que cette fois-ci, ça va être la bonne?» Elle me répond : «Je suis contente de voir votre enthousiasme, je ne doute pas de vos diètes, ni de votre thérapie, mais j'ai toujours échoué jusqu'à présent; en tout cas, je vais essayer.»

Comment se fait-il qu'une jeune femme dynamique, qui réussit tout ce qu'elle entreprend, ne peut avec succès entreprendre une cure d'amaigrissement? La preuve a été faite : elle a tout le potentiel nécessaire pour réussir, cependant ses échecs répétés ont détruit toute confiance qu'elle avait en elle face à son problème de poids. Maintenant, lorsqu'elle entreprend une diète, elle part perdante d'avance, convaincue de ne pas réussir.

Si nous analysons les raisons de ses échecs depuis l'âge de 13 ans, nous nous rendons vite compte que toutes les diètes qu'elle a suivies étaient déficitaires en protéines, si bien que le poids perdu en muscle, qui devrait être de l'ordre de 25 % dans la plupart de ces diètes, était repris en double dès la réalimentation même normale, sans excès et équilibrée pour son poids idéal, car nous savons que pour un kilo de muscle qui se doit d'être repris pour conserver la santé, un kilo de graisse s'y ajoute automatiquement. Donc, à cause d'un problème physique, d'un mauvais choix de diètes, Diane s'est programmée négativement. Se croyant incapable de réussir, alors que la réalité est tout autre car elle a tout le potentiel voulu, il lui faudra maintenant apprendre à se programmer positivement pour améliorer son image mentale et sa confiance en elle, face à sa diète nouvelle.

Perfectionnisme

Dans un de mes cours de comportement et de motivation, je demande à Thérèse ce qu'elle a fait de bien dans la semaine qui a précédé.

— Je n'ai rien fait de bon, je ne sais pas ce que j'ai, je veux beaucoup mais rien ne marche.

— Vous avez dû vivre au moins un événement en rapport ou non avec la nourriture, qui vous a donné satisfaction?

— Non, absolument rien, je me déteste assez.

En multipliant les interrogations, j'ai fini par apprendre que Thérèse était très déçue de son comportement lors d'un récent party de bowling. Pendant la réception, elle s'était sentie attaquée par les remarques d'un membre d'une équipe adverse : «Nous avons perdu mais nous, au moins, nous avons bien compté nos points.» D'un naturel très agressif mais fort honnête, Thérèse s'est sentie bouillir en elle, en d'autres temps elle en serait peut-être même venue aux coups, mais prenant sur elle, elle s'est contentée de sourire, tout en pensant que la défaite était plus difficile à accepter que la victoire. La soirée s'est terminée très bien et ce n'est qu'une fois à la maison, fort contente de son comportement, qu'elle se retrouve automatiquement devant un shortcake aux fraises dont elle a mangé déjà plusieurs bouchées.

C'est la catastrophe : «Regarde-moi donc comme je suis niaiseuse! Je fais un bon coup au party de bowling et, pour me récompenser, je mange du gâteau. Ça ne se peut pas, pas être plus fine que ça. Tu veux manger, ma grosse, mange, écœure-toi.» Finalement, la moitié du gâteau y a passé. Thérèse était furieuse contre elle, elle se haïssait d'avoir triché à sa diète. Dans toutes ses diètes antérieures (elle en était à sa quatrième officielle), on assistait au même scénario : plusieurs semaines à suivre parfaitement la diète, subitement un écart, culpabilité qui s'ensuit et abandon de la diète avec reprise des nombreux kilos perdus.

Pourtant Thérèse avait tout pour réussir; elle avait beaucoup d'énergie, mais elle était mal programmée. Si on cherche vraiment les événements positifs dans la semaine, il y en a plusieurs intéressant : durant au moins cinq jours sur sept son comportement alimentaire fut excellent, elle a très bien contrôlé son agressivité lors de la fameuse réception et, surtout, elle s'est présentée quand même au cours malgré sa tricherie. C'est une très grande victoire sur elle-même. Au compte du négatif, très peu de chose, un écart de diète associé à l'idée de récompense, et la culpabilité qui s'ensuit.

Ce qui fut enregistré dans le subconscient de Thérèse : à peu près aucun élément positif et beaucoup de négatif. Résultat sur l'image mentale qu'elle entretient d'elle-même : «Je suis nulle; je ne suis pas capable de résister à un petit morceau de gâteau.» Thérèse avait oublier de programmer son positif, de lui donner son importance réelle qui était de loin supérieure à son négatif. Sa programmation était négative parce qu'elle reposait sur l'idée qu'il faut être parfait ou un raté, qu'il n'y a pas de milieu.

Elle ne se donnait pas le droit de tricher, elle devait être parfaite sinon elle ne valait rien. Elle se trouvait coupable d'être si faible devant une situation qu'elle jugeait anodine. Sa programmation était tout à fait fausse. Comme tout être humain elle n'était pas parfaite, donc sujette aux erreurs, et sa programmation nouvelle se devait d'inclure le droit de tricher, excellente occasion de profiter de cette erreur pour s'améliorer.

Espoir

Ce qu'il y a de merveilleux dans ces nouvelles techniques de psychologie moderne, c'est la facilité que nous avons maintenant de bien comprendre le comportement humain et la possibilité de l'améliorer facilement avec les techniques appropriées.

Freud et son école sont tout à fait dépassés et désuets. Toute leur psychologie reposait sur le passé et la mémoire; on revoit le patient allongé sur un fauteuil se remémorant les événements de sa vie, sans presque aucun élément positif de guérison. La psychologie moderne révolutionne ces pratiques en s'orientant sur le futur et l'imagination. L'être humain apprend à se programmer de façon positive.

L'ancienne école de psychologie portait davantage son attention sur les problèmes, alors que la psychologie moderne s'attarde aux solutions. Un ordinateur, ça se programme, ça se déprogramme et ça se reprogramme. Si vous avez le goût, le désir profond de changer, d'être mieux dans votre peau, c'est possible, nous vous fournissons tous les outils, tous les moyens pour y arriver. Si vous êtes de ces personnes qui préfèrent les solutions aux problèmes, ce livre est pour vous.

Enthousiasme

Zig Zigler, un spécialiste de la motivation et de la communication, fort connu aux État-Unis, racontait un jour ce fait vécu. Dans une école, le directeur avait beaucoup de difficulté à trouver un professeur pour une classe d'élèves considérés comme légèrement retardés et surtout fort agités. Trois professeurs n'avaient pu tenir coup, déjà, et on était maintenant en quête d'un quatrième. Une jeune femme, institutrice, se présente pour le poste et est engagée. Quelques mois plus tard, le succès est bouleversant : les résultats scolaires sont excellents, tout à fait inattendus, et la discipline normale. Le directeur fait venir son nouveau professeur et lui demande les raisons de sa réussite extraordinaire. «C'est tout à fait normal, monsieur le directeur, vous m'avez donné des élèves brillants, ils ont tous entre 115 et 130 de quotient intellectuel, alors je suis enthousiaste et je les stimule au maximum et ils réussissent très bien.»

Ce qui était arrivé, c'est que le professeur avait cru voir le quotient intellectuel de ses élèves sur une feuille, mais, en fait, c'était le numéro de leurs cases. Alors, les croyants très intelligents, elle les traita avec enthousiasme comme tels, les stimulant au maximum et leur répétant sans cesse : «Je sais que vous êtes capables de faire mieux» et les résultats ont été proportionnels à l'attitude enthousiaste du professeur.

Le secret du succès, c'est l'enthousiasme. Il faut que vous abordiez votre problème de la même façon que ce professeur a abordé ses élèves difficiles. Vous savez que vous êtes capable de faire mieux. Chaque matin, au lever, devant le miroir, souriez et dites-vous : «Rien, ni personne ne m'enlèvera mon enthousiasme aujourd'hui.» Le succès, c'est facile, si tu y crois.

CHAPITRE 8

SE DÉPROGRAMMER

Autre vie

Madeleine a 26 ans, elle est très intelligente, elle a fait des études universitaires en psychologie et elle enseigne actuellement à plein temps. Ses loisirs sont consacrés à la lecture; les ouvrages de psychologie et de parapsychologie retiennent surtout son attention. Elle mesure 160 cm (5 pi 4 po) et pèse 90 kilos (200 lb), soit un excédent de près de 40 kilos (80 lb) de graisse.

Depuis plusieurs années, elle essaie régulièrement de se mettre à la diète. C'est une spécialiste des diètes les plus farfelues. Elle a déjà essayé le régime au pain, le régime aux bananes, le régime aux oeufs, le régime aux pamplemousses, le régime au lait, le régime aux poudings et le régime aux «milk shakes».

Elle abandonne toujours dans les premières semaines. Sa plus longue diète a duré un mois. Elle vient me voir un peu par hasard; une de ses amies l'a convaincue de suivre une diète et lui laisse voir l'immense potentiel qu'elle a en elle et qui ne demande qu'à être programmé en vue du succès. Elle est enthousiaste et entreprend sa diète. La semaine suivante, je lui demande de s'imaginer à son poids idéal dans une activité qui lui fait envie. Elle a toute la semaine pour trouver cette activité qu'elle aimerait vivre à son poids idéal. Elle revient la semaine suivante et, fait surprenant, malgré tous ses efforts, que je crois réels d'ailleurs, elle n'arrive pas à s'imaginer, elle n'arrive pas à se voir dans sa tête à son poids désiré. Pourtant, elle possède une photo datant de cinq ans plus tôt et sur laquelle elle était ravissante, mince, en costume de bain sur le bord de la mer. Malgré cela, elle n'arrive pas à se voir en action.

Je lui conseille de persévérer dans ses tentatives, d'imaginer son succès final, car on ne peut atteindre que ce qu'on voit clairement dans sa tête. Si on ne veut rien, on n'atteint rien. On trouve toujours ce qu'on cherche. À sa cinquième visite, Madeleine a très bien perdu près de 10 kilos (20 lb); c'est la première fois qu'elle dépasse le cap des quatre semaines de diète. Tout va bien, elle ne sent pas la faim avec sa diète spéciale aux protéines, elle est en forme comme jamais auparavant.

Je l'encourage tout en la félicitant de ses succès, mais elle ne semble pas très enthousiaste. Un peu mal à l'aise, juste avant la fin de notre entrevue, se tenant debout, la poignée de porte dans la main, prête à sortir, elle me glisse rapidement : «J'ai lu cette semaine que nous avons tous eu une autre vie; si je suis grosse c'est parce que, dans l'autre vie, je suis morte de faim, alors je laisse tout tomber et je vais mourir grosse et heureuse cette fois-ci.» La porte s'entrouve et elle sort rapidement. Je reste stupéfait. Incroyable! Comment expliquer qu'une jeune femme avec des possibilités extraordinaires, ayant à son crédit des réalisations très valables, puisse agir ainsi? Qu'est-ce qui l'empêche de se servir de tout son potentiel pour bien se programmer? Vous avez peut-être remarqué qu'elle n'arrivait pas à se voir mince, qu'elle n'arrivait pas à bien établir dans sa tête le but qu'elle cherchait. En fait, dès le départ, elle n'arrivait pas à se fixer un but véritable, son seul objectif semblait donc de devenir «moins mal dans sa peau», ce qu'elle réalise après quelques kilos perdus, d'où abandon de diète.

Les blocages

Son ordinateur qui, soit dit en passant, est neutre, c'est-à-dire qu'il ne dissocie pas le bon du mauvais, n'arrive pas pourtant à se laisser programmer. L'information est bloquée et s'avoue impuissante à influencer le subconscient-ordinateur. Nous ne connaîtrons peut-être jamais les raisons qui ont provoqué ce blocage chez Madeleine. Fort probablement les ignore-t-elle elle-même. Mais tant et aussi longtemps que nous n'arriverons pas à nous débarrasser de ces blocages, il est inutile de penser pouvoir nous servir de tout notre potentiel et de nous programmer positivement en vue du succès. Sans déblocage, aucune chance de réussir.

Jusqu'à maintenant à travers ce livre, nous avons pris conscience de nos possibilités presque infinies. Mais pour passer à la pratique, il nous faut nous débarrasser des blocages qui empêchent de programmer notre subconscient-ordinateur. C'est ce que nous verrons dans les 12 prochains chapitres. Nous terminerons en analysant les techniques efficaces de programmation positive qui nous assureront du succès final.

Bloqué ou pas?

Admettons que tout le monde n'ait pas nécessairement des blocages, mais, à mon avis, la très grande majorité des obèses, au moins 90 % des personnes qui liront ce livre, ont à en déplorer un ou plusieurs. La difficulté réside dans le fait que, souvent, ces blocages ne sont pas perçus et que seule une recherche systématique, que nous ferons d'ailleurs dans les pages qui suivent, nous permettra de les identifier.

Une première indication pour savoir si oui ou non vous avez des blocages : examinez ce que vous avez fait lors de vos diètes antérieures. Si vous entreprenez vos diètes généralement avec succès pour quelques semaines ou quelques mois et que subitement, sans trop de raison, vous perdez votre motivation, commencez à tricher, n'arrivez pas malgré toute votre volonté à vous remettre sur le bon chemin, c'est très souvent un signe qu'il existe un blocage qui vous empêche d'aller plus loin.

Une deuxième indication de l'existence d'un blocage : essayez de vous imaginer à votre poids idéal, dans des vêtements que vous aimeriez porter, faisant une activité dont vous rêvez. Si vous n'arrivez pas à recréer clairement dans votre tête cette situation, comme si vous la viviez réellement, c'est qu'il existe un blocage qui vous en empêche.

Finalement, que vous soyez conscient ou non, à ce stade-ci, de l'existence de blocages, il vous faut les rechercher d'une façon systématique; ils sont souvent cachés depuis de nombreuses années. Quelquefois, un blocage peut être unique, mais très souvent il est multiple. Alors, même si vous avez identifié un blocage, continuez à chercher au cas où il en existerait d'autres.

L'obésité sert souvent de pansement sur une plaie. Lorsqu'il y a tentative d'enlever ce pansement par la diète, la plaie fait plus mal. C'est ce que veulent signifier les gens lorsqu'ils disent : «Moi, je mange par compensation.» C'est cette douleur qui provoque le blocage et empêche qu'on enlève le pansement. Une fois qu'on est conscient du blocage et de la plaie, il faut faire guérir cette plaie naturellement et non en la masquant par l'obésité.

Ici, vous pourriez avoir besoin de l'aide ou des conseils de votre médecin, d'un conseiller ou d'un psychologue. N'hésitez pas à consulter au besoin, cela peut vous sauver des mois et des années de doute, de frustration et de souffrance.

Mode d'emploi

Pour vous assurer de meilleurs résultats dans la recherche de vos blocages, je vous suggère de lire les 12 prochains chapitres d'un trait, assez rapidement, puis de relire chaque chapitre lentement en prenant des notes, tout en vous demandant si, dans votre vie, vous avez déjà vécu des faits semblables. Finalement, si vous éprouvez encore de la difficulté à identifier vos blocages, prenez un chapitre qui vous semble approprié, lisez-le avant de vous coucher, puis interrogez votre subconscient de la façon suivante : «Est-ce que j'ai ce blocage?» Tous les soirs, pour au moins 21 jours, posez-vous la *même* question. Soyez patient, une bonne journée la réponse apparaîtra au moment où vous vous y attendrez le moins, tout naturellement, comme si vous en aviez toujours été conscient.

Il est dit que lorsqu'on connaît son problème, c'est déjà la moitié de la guérison; pour l'autre moitié vous pouvez faire appel, si besoin il y a, à votre médecin, à votre conseiller ou à votre psychologue et à votre subconscient. Au moins une fois par jour, pendant 21 jours, en vous couchant le soir, dites-vous : «Je ne veux plus et je n'ai plus besoin de ce blocage. Je me concentre uniquement sur tout ce que je gagne à vouloir atteindre mon but.»

CHAPITRE 9

BLOCAGE SEXUEL

Inconscient

Lise est une femme de 54 ans, veuve depuis trois ans. Lorsqu'elle s'est mariée à 20 ans, elle était légèrement grasse. Par suite de ses grossesses répétées annuellement pendant les cinq premières années, elle a eu en effet trois garçons et deux filles, elle a pris considérablement du poids qu'elle n'a pas réussi à perdre depuis. Elle fait maintenant osciller la balance, malgré plusieurs diètes, aux environs de 135 kilos (300 lb). Elle est venue me voir pour la première fois il y a dix ans et revient presque annuellement depuis.

Chaque fois, c'est le même scénario : perte de poids intéressante le premier mois, puis blocage et abandon. Je ne la revois pas pour un an. À son retour, elle a repris ses kilos avec quelques-uns en plus chaque fois. Pendant cette période de douze ans, en deux occasions elle n'est pas venue me voir; elle est allée suivre d'autres techniques d'amaigrissement qui ont donné les mêmes résultats.

Lise est une charmante personne, au naturel gai, qui a été dominée pendant trente ans par un mari autoritaire. Pour elle, c'était tout à fait normal; elle avait un bon mari et lui devait obéissance. Peu de temps après la naissance de leur dernier enfant, comme son mari avait un esprit de famille très poussé, il proposa à sa femme de garder à la maison son frère malade. Il était épileptique et n'avait nulle part où aller. Avec un dévouement exemplaire et une bonne humeur communicative, elle éleva ses cinq enfants et prit soin du beau-frère.

Sur le plan sexualité, cependant, il y avait très peu d'activité. Leur chambre à coucher était attenante à la cuisine et, tous les soirs, le beau-frère s'y installait, tout près de la porte, dans sa chaise berçante pour regarder le dernier film jusqu'à 2 heures du matin. L'intimité propice aux relations sexuelles ne pouvant être assurée, et devant le refus du mari de demander à son frère de changer ses habitudes, «le pauvre, il était épileptique, c'était sa seule joie dans la vie», la mise au lit se faisait sans bruit et sans éclat si ce n'était qu'à trois ou quatre occasions propices par année. Lise semblait toujours heureuse et s'accommodait de la situation.

Quinze ans plus tard, son mari est terrassé par sa première crise cardiaque. À partir de ce moment, la performance sexuelle du mari en prend un dur coup, il n'est plus capable d'avoir d'érections soutenues. Quelque temps après sa crise, tous deux se présente au bureau. Lui n'est plus intéressé au sexe et il met ça sur le compte de sa maladie; elle, de son côté, prend le blâme, se disant trop grosse pour exciter son homme. Résultat, aucune activité sexuelle pour les dix années suivantes, soit jusqu'au décès de son mari des suites de sa deuxième crise cardiaque. Pendant toute cette période, Lise ne semblait pas vraiment malheureuse; elle avait réussi avec les années à faire disparaître de sa vie toute trace de sexualité, elle était un être humain sans organe sexuel, sans besoin sexuel. Sa sexualité était morte.

Quelques années plus tard, obligée de retourner sur le marché du travail, elle y rencontre un homme de son âge lequel est plein de gentillesse à son égard. Fort surprise qu'un homme puisse être galant pour une femme, très amusée par la chose, elle se laisse courtiser bien innocemment. Après quelques sorties agréables et sans conséquence, le monsieur commence à se faire plus pressant. Un bon soir, après une agréable sortie au cinéma, ce dernier lui demande :

— As-tu aimé ta soirée?

— Oh! oui, qu'elle lui répond sans arrière pensée.

— Alors tu peux m'embrasser! ajoute-t-il.

C'est la stupéfaction, la panique. Elle se met à trembler et à pleurer tout d'un coup. Le monsieur n'y comprend rien, il essaie de la consoler, rien n'y fait. Finalement désespéré, il la monte jusqu'à son appartement, lui ouvre la porte, elle est comme paralysée, elle pleure toujours. Il pénètre chez elle pour la première fois. Au bout d'une dizaine de minutes, elle finit par arrêter de pleurer. Elle s'excuse de son comportement, lui confesse qu'elle le trouve très sympathique et lui demande d'être compréhensif, qu'elle lui expliquerait plus tard les raisons de son comportement. Elle l'embrasse timidement sur la joue et lui demande de la quitter pour ce soir. Elle n'a pu dormir de toute la nuit et n'a pas cessé de pleurer pendant tout ce temps.

«Pourquoi ai-je pleuré tant que ça?» me confie-t-elle. C'était son premier baiser en treize ans et il venait d'éveiller sa sexualité endormie. C'était son déblocage.

Bien sûr, tout ne fut pas parfait du jour au lendemain. Lise devait se réadapter à cette nouvelle situation pour elle. Elle devait, dans un premier temps, accepter qu'elle avait encore le droit à la sexualité car, au début, beaucoup de culpabilité y était associée. Il lui fallait accepter que sa sexualité actuelle, ses goûts, ses excitations étaient tout à fait normaux, humains et que c'est sa situation antérieure qui ne l'était pas. Même plus, sa sexualité était souhaitable pour son épanouissement de femme.

Une fois cette étape franchie, il lui fallait développer sa confiance en sa capacité physique de réussir une performance sexuelle adéquate. Ce qui semble très simple pour plusieurs peut provoquer beaucoup de tension et d'appréhension chez ceux qui ont ce problème. Il faut beaucoup de compréhension, d'amour et de patience de la part du partenaire pour faciliter le passage de cette étape.

La suite est extraordinaire. Lise a enfin vraiment entrepris de maigrir; depuis cinq mois, elle a perdu 36 kilos (80 lb). Le bonheur se lit sur son visage, elle est motivée au plus haut point. Soir et matin, elle se voit dans sa tête à son poids idéal, dans une belle robe longue en train de danser la valse avec l'homme qu'elle aime.

Compensation

Jeanine a 51 ans. Il y a six mois elle pesait 115 kilos (253 lb). Après avoir perdu 30 kilos (66 lb) en quatre mois, elle est restée à ce poids de 85 kilos (187 lb) depuis deux mois. Comme elle n'arrivait pas à perdre davantage malgré une très bonne volonté de sa part et des efforts sérieux, nous nous sommes mis à rechercher chez elle un blocage quelconque. Lorsque je lui ai demandé s'il pouvait s'agir d'un blocage sexuel, je l'ai sentie subitement très mal à l'aise. Elle semblait vouloir éviter la question.

Elle est mariée depuis 25 ans et elle a eu tardivement une fille aujourd'hui âgée de 12 ans. Lors de son mariage elle pesait 60 kilos (132 lb) et tout allait très bien au point de vue accord sur le plan sexuel. Lui, un ancien frère, n'était pas très porté vers les relations sexuelles et elle, issue d'une famille où l'éducation sexuelle était très sévère et inversement proportionnelle au nombre d'enfants (elle était la septième d'une famille de onze enfants), abondait dans le même sens et s'accommodait très bien de six relations en moyenne par année.

Or, par suite de sa grossesse, vers l'âge de 40 ans, elle développe soudainement un goût plus grand pour les relations sexuelles. Mais son mari ne subit pas la même transformation, et malgré sa bonne volonté, Jeanine n'est pas satisfaite. Peu de temps après, le mari commence à présenter des problèmes à la prostate. Il a 50 ans, soit dix ans de plus que sa femme. Jeanine essaie tout pour l'exciter, vêtements vaporeux, musique douce, massage; il a quelquefois des érections qui ne tiennent pas longtemps et jamais il ne préparera suffisamment son épouse, pas de caresses, pas de baisers, pas de mots tendres; en fait, il se sent diminué, il refuse de parler de son problème. Chaque fois il est terrorisé par l'idée de manquer son coup.

Comme elle n'atteint finalement jamais l'orgasme, frustrée, elle se lève, s'installe devant la télévision jusqu'au petit matin et mange tout ce qui lui tombe sous la main, gâteaux, chips, liqueurs, crème glacée. Ce fut le commencement de son obésité. Jeanine a de la difficulté à accepter, à avouer qu'elle a un besoin sexuel inassouvi qu'elle compense par la nourriture, elle cherche des excuses : «Non, ce sont des habitudes, tout simplement.»

Jeanine aime son mari et jamais elle n'envisagera de s'en séparer, ni de chercher une compensation sexuelle ailleurs. Alors elle aura besoin de beaucoup d'aide pour prendre conscience de son problème et pour réussir à dissocier besoin sexuel et nourriture, car, bientôt, elle n'aura pas seulement un problème sexuel mais aussi un grave problème de santé.

Elle devra apprendre à assumer une certaine perte sur le plan affectivité qu'elle devra combler par d'autres activités valorisantes qui lui mériteront peut-être l'affection de son entourage. J'ai en mémoire l'histoire vécue d'un cas semblable où la personne s'est donné comme but d'atteindre la plus grande forme physique possible pour son âge. Elle avait 50 ans et s'est dévouée par la suite à organiser des cours de danse pour favoriser la forme physique chez les personnes de son âge. Son iniative fit boule de neige et elle connut finalement un succès commercial inattendu.

À 59 ans, une autre femme s'est découvert par hasard des talents de peintre exceptionnels. Deux ans plus tard elle exposait ses œuvres et connaissait le succès que toute une vie lui avait refusé. Elle n'avait plus besoin de manger, elle perdit tous ses kilos en trop.

La sexualité est un besoin important mais pas indispensable. On ne remplace pas un problème par un autre. La satisfaction de soi est sûrement la chose la plus importante dans la vie : pouvoir se regarder le matin devant le miroir et être content d'être dans sa peau.

Toujours souffrir

Mariette, 33 ans, est la maman d'une fillette de huit ans. Elle est divorcée depuis six ans. Il y a deux ans, elle a pris rapidement 25 kilos (55 lb). Dernièrement, elle se présente à mes cours de motivation et de comportement, désireuse de perdre cet excès de poids. Les deux premières semaines sont encourageantes. Mariette est intelligente, elle a beaucoup lu et suivi des cours de psychologie et de personnalité qui semblent lui aider beaucoup. La troisième semaine, radieuse, elle m'annonce : «J'ai trouvé mon problème», et elle se met à me raconter son histoire.

Elle s'est mariée à l'âge de 24 ans à un homme qu'elle aimait à ce moment-là. Cependant, quelle ne fut pas sa déception de constater que son mari ne semblait pas intéressé du tout par le côté sexuel. Peu de temps après, elle découvre qu'il est homosexuel. Convaincue qu'elle pouvait l'aider à se débarrasser de cette «maladie», elle lui demande de lui faire un enfant. Mais les choses ne vont pas comme prévues; la venue de l'enfant ne diminue en rien les élans homosexuels du mari et, finalement, deux ans après la naissance de sa fille, elle obtient son divorce.

Les premiers mois d'adaptation à la tête d'une famille monoparentale sont difficiles, mais comme Mariette est dynamique de nature, elle passe à travers convenablement.

Un an et demi plus tard, elle rencontre un autre homme dont elle tombe amoureuse rapidement. En fait, Mariette est une femme chaude et son abstinence d'un an et demi lui pèse. Ils habitent ensemble dès les premières rencontres. Quelques mois plus tard, c'est la séparation, elle le met à la porte : c'est un paresseux, un instable qui ne cherche qu'à se faire vivre par des femmes. La blessure est rouverte, deuxième déception amoureuse sur deux essais, elle doit se réhabituer à vivre seule avec sa fille. Cette fois elle se fait la promesse à elle-même qu'elle ne se refera plus prendre par un homme.

Quelques années passent. Elle rencontre, il y a environ deux ans, un autre homme qui présente les allures d'un homme stable, sérieux. C'est le coup de foudre. Mais quelques mois plus tard, c'est la catastrophe, nouvelle séparation, il est alcoolique. Mariette est profondément blessée à nouveau. Et voici comment elle explique son comportement qui était plus ou moins conscient à l'époque : «Comme j'étais tannée de toujours être blessée par les hommes que j'aime trop facilement d'ailleurs, je me suis mise à engraisser.»

Inconsciemment, elle s'est dit : «Si je suis grosse, les hommes ne seront pas intéressés par moi et, ainsi, je n'aurai pas à me contrôler pour m'empêcher de tomber, j'éviterai ainsi de souffrir.»

Dans les mois qui ont suivi, elle a pris pour la première fois de sa vie 25 kilos (55 lb) qui l'ont préservée des hommes mais qu'elle aimerait bien perdre maintenant. Mariette semblait bien comprendre son comportement et laissait présager une cure réussie. La semaine suivante, elle se présente au bureau avec son air des mauvais jours. Elle me raconte qu'elle a reçu chez elle un ami qui lui a demandé de faire l'amour mais, bien qu'elle en ait eu le goût, elle s'y est refusée, prétextant dans sa tête qu'elle était trop grosse et pas assez séduisante. Le lendemain, elle était profondément frustrée de ne pas avoir accepté, s'est défoulée en mangeant puis s'est sentie coupable d'agir ainsi et a continué à manger pour se punir : «Tu veux manger, mange, ma grosse.»

Malheureusement, ce fut la dernière visite de Mariette, elle n'est jamais revenue au bureau.

Et pourtant elle avait besoin d'aide, beaucoup d'aide pour régler son problème. Le fait d'avoir une vue objective de son problème ne fait pas nécessairement qu'il est réglé automatiquement. Il y a sûrement beaucoup d'espoir dans son cas, mais encore faut-il qu'elle se serve des bons outils pour y arriver.

Elle ne peut pas penser régler son problème de poids si elle n'en règle pas d'abord les causes : son grand besoin d'affection l'empêche de bien choisir l'homme qu'elle mérite. Elle forge son propre malheur en se précipitant littéralement sur le premier venu, ce qui fait que, d'expérience en expérience, d'échec en échec, elle perd de plus en plus confiance en elle.

Elle apprend à se sous-estimer dans sa capacité d'entretenir des relations intéressantes avec un homme. Chaque fois, elle fait la preuve qu'elle ne peut pas réussir. Comme elle est convaincue d'échouer à chaque occasion et d'en souffrir, elle ne veut même plus essayer et, pour se protéger d'elle-même contre son besoin d'affection et de sexualité, elle engraisse.

C'est cette image qu'elle entretient d'elle-même sur sa sexualité et ses rapports homme-femme qu'elle doit changer. Petit à petit, elle devra croire en elle-même, augmenter sa confiance en elle en se prouvant qu'elle peut apprécier la rencontre d'un homme sans qu'elle ne succombe sexuellement à chaque fois, puis, graduellement, à répéter une à une les rencontres tout en appréciant et en apprenant à connaître l'autre et finalement, quand le choix pourra être posé convenablement, de vivre une relation normale et complète avec l'être aimé. Elle devra se méfier de ses «coups de foudre», car elle n'était pas amoureuse de tous ces hommes, elle était amoureuse de l'amour. Elle a un besoin tout naturel d'être aimée; elle se devra d'être simplement réaliste et prudente dans son apprentissage à aimer les autres. Dans le fond, l'amour ça ne tombe pas du ciel, ça s'apprend.

La bonne question

Estelle, une femme mariée de 42 ans, pesait au début 100 kilos (220 lb). Elle a trois enfants dont le plus jeune a 15 ans. Elle a rapidement perdu 15 kilos (33 lb) au début de sa diète puis, subitement, c'est le blocage. Pendant des mois, sans raison apparente, elle se met à jouer au yo-yo, perte d'un kilo ou deux une semaine, reprise la semaine suivante. Estelle, malgré son excès de poids, est une femme dynamique et elle s'intéresse à plusieurs groupes paroissiaux et religieux. Elle est en plus marguillier. La recherche de ses blocages ne fut pas facile.

Elle est mariée à un homme malade qui fait des dépressions de façon régulière, une ou deux fois par année. C'est un homme renfermé qui n'exprime pas beaucoup ses sentiments. Comme il est malade depuis de très nombreuses années, c'est elle qui joue le rôle de l'homme dans la maison. Elle prend toutes les décisions et fait les ouvrages les plus durs. D'ailleurs, sa grandeur 1,72 m (5 pi 8,5 po), sa carrure et sa grosseur semblent la prédestiner à ce rôle.

Un jour elle me raconte le fait suivant qui s'est passé la semaine précédente : «Je roulais dans une petite rue mal entretenue quand ma voiture s'est prise dans un trou; la chaussée était gelée comme une vraie patinoire. Un monsieur s'est offert pour m'aider et à pris place au volant mais sans plus de succès. Peu de temps après, deux autres hommes se présentaient pour m'aider. Pendant que le premier conduisait, les deux autres poussaient, mais toujours sans succès; moi je les regardais faire et j'avais la rage au cœur. J'avais le goût de pleurer. Je ne voulais pas pousser sur la voiture. Je ne voulais plus être considérée comme un «bulldozer», mais je voulais être enfin considérée comme une femme. Comme ils n'arrivaient pas à sortir la voiture de son trou, je dus finalement les aider et la voiture fut dégagée. C'est les yeux pleins d'eau que je continuai mon chemin jusque chez moi.»

Subitement, Estelle venait de prendre conscience de sa féminité. Son comportement avait toujours été beaucoup plus masculin que féminin. Soudainement, tout devient clair dans sa tête et elle me dit : «Si je diminue de poids, j'ai peur d'être obligée de me séparer. Je n'ai rien à reprocher à mon mari, c'est un homme malade, mais je n'ai jamais été caressée comme une vraie femme, je ne lui en veux pas, mais j'aimerais me sentir vraiment femme et si je maigris j'ai peur de ce que je ferai.» Estelle est pratiquante, elle a été élevée avec des principes religieux qu'elle met en pratique, elle a trois enfants et son devoir moral l'empêche d'envisager une séparation possible.

En fait, elle a associé dans sa tête minceur et séparation, si bien qu'elle ne se garde comme choix réel que de rester grosse et mariée ou mince et séparée. C'est un faux choix. Elle doit dissocier les deux aspects. Son premier choix doit s'établir entre le désir de vivre plus mince et en meilleure santé, ou de rester grosse et malade. D'ailleurs elle commence à faire du diabète. Elle se doit absolument d'être objective dans la question posée et de ne pas y joindre la notion de séparation.

Son deuxième choix, et elle semble déjà s'y être arrêtée, s'établit entre l'idée de vivre plus heureuse mariée ou séparée. Elle a choisi à ce jour de continuer sa vie de couple et familiale. C'est très bien ainsi. Son choix antérieur était : «Je vais me détruire, me déformer, me rendre malade, pour éviter de me séparer.»

Son vrai choix devrait être de vivre pleinement, en santé, à son poids désiré, avec la plus grande satisfaction personnelle possible d'une nouvelle féminité qui pourra quand même s'exprimer dans sa vie de couple, même si ce n'est pas parfait. La connaissez-vous, vous, la perfection? Ne mélangeons pas les choses, posons-nous les bonnes questions, les choix seront plus faciles. C'est souvent plus vert dans la cour du voisin. La séparation, ce n'est pas toujours la bonne, ni la seule solution.

Frigidité

Il y a trois ans, j'avais dans mes cours une femme de 37 ans, mère de jumelles de quatre ans. Elle était toujours de bonne humeur, faisait rire tout le monde et avait toujours une histoire cocasse à raconter sur son comportement d'obèse.

Elle raconta qu'un jour elle se promenait à bicyclette près de chez elle, lorsqu'un homme sur le bord de la rue l'interpelle en lui disant : «Eh! la mère, ça te prendrait des Michelins.» Elle tourne de bord, s'approche du monsieur et lui dit : «Moi, mon bon ami, je m'arrête jamais à mi-chemin» et vlan, elle lui donne un bon coup de poing en plein visage, remonte sur sa bicyclette et continue son chemin pendant que le monsieur en question reprend ses sens assis à terre, terrassé par une droite qu'il n'attendait pas. Diane avait 40 kilos (88 lb) en trop qu'elle désirait perdre et pourtant au bout de dix semaines de cours et de diète, elle avait bien perdu cinq kilos (11 lb) mais la balance était toujours au même point. Chaque deux semaines elle perdait un kilo (2 lb) qu'elle reprenait la semaine suivante.

Dans les rencontres individuelles que j'avais avec elle, Diane laissait voir une tout autre personnalité qu'en groupe. Derrière une façade joyeuse, elle dissimulait une personnalité négative. Pour une pensée positive, elle en avait 40 négatives. Elle ne se concentrait jamais sur ses qualités et se prouvait à elle-même, semaine après semaine, qu'elle était tout à fait inefficace, une bonne à rien qui n'arrivait même pas à perdre un kilo deux semaines de suite. Comme elle était profondément découragée et qu'elle se culpabilisait de ne pas y arriver malgré tous les moyens et toute l'attention que nous mettions à sa disposition, je lui expliquai que je croyais en elle, qu'elle avait des qualités et un potentiel extraordinaires mais que certains blocages empêchaient qu'elle puisse en tirer profit.

Diane avait été mince jusqu'à la grossesse de ses jumelles, à 33 ans. Elle avait vécu une vie normale et heureuse. La grossesse, désirée, se déroula normalement et ce n'est qu'à l'accouchement qu'elle sut qu'elle portait des jumelles. Ce fut la stupéfaction, elle a eu beaucoup de difficulté à se faire à cette idée. Elle avait planifié retourner sur le marché du travail aussitôt que possible, et voilà que l'arrivée des bessonnes bouleverse ses prévisions. Obligée de se faire à l'idée, la voilà prisonnière à la maison, mère pour la première fois et de jumelles en plus. Les premiers mois sont difficiles, mais Diane est énergique et s'en sort fort bien. Au bout de la première année, elle a bien planifié son temps à nouveau et désire retourner au travail, quitte à accepter un emploi à temps partiel pour les prochaines années. Mais son mari n'est pas du tout d'accord : «Une mère qui a du cœur reste à la maison», lui dit-il. Ce fut la consternation. «Tu vas me le payer, un jour», pense-t-elle.

Du jour au lendemain, son comportement changea complètement : plus de sorties, plus de danse qu'elle adorait, plus de bicyclette et plus de sexe. Ce n'était plus la même personne. Elle qui avait été dynamique dans ses activités, elle qui avait toujours été chaleureuse sur le plan sexuel, devenait amorphe, s'occupait uniquement de ses jumelles, limitait ses activités sexuelles au minimum, en ne faisant que son devoir. En quatre ans, elle a pris un excédent de 40 kilos (88 lb) de graisse.

Diane raconte ainsi ses blocages : «J'en ai toujours voulu à mon mari d'avoir eu des jumelles; il ne me l'avait jamais dit, mais il y avait des jumeaux dans sa famille. C'est de sa faute si j'ai eu des jumelles. Pire, je ne lui pardonnerai jamais de m'avoir confinée à la maison en me disant qu'une mère qui a du cœur doit rester au foyer.» Radicalement, par la suite, elle a modifié complètement son comportement pour punir son mari et ça dure depuis quatre ans. Son mari l'aimait beaucoup pour son dynamisme, son apparence et sa sensualité, il allait payer le prix et pour longtemps. Elle allait être une bonne mère pour ses enfants mais lui aurait une femme amorphe, grosse et froide. Au moment où elle me raconte ces choses, Diane envisage la séparation, ce n'est qu'une question de temps, histoire de laisser les jumelles vieillir un peu.

Dans les semaines qui suivent, j'essaie d'aborder la question de son mari et de ses jumelles d'une façon moins émotive, plus froide. Ce n'est pas facile, elle a l'habitude d'exagérer le côté négatif des choses, un petit problème devient dans sa tête une montagne d'émotions où on ne voit même plus le problème. Prenant un problème à la fois, je m'attarde à lui montrer que ce n'était pas nécessairement la faute de son mari si elle avait eu des jumelles et même si elle avait su l'existence de jumeaux dans sa famille, je ne crois pas qu'elle aurait refusé de se marier, ni d'avoir des enfants.

Quant à son rôle de mère de famille, il était réel et elle devait en supporter la responsabilité même s'il y avait des embêtements qui s'y rattachaient. Une bonne communication entre les époux aurait pu éviter une situation malheureuse, le mari ayant montré durant ses quatre ans beaucoup de patience, de compréhension et d'abstinence pour assurer le bonheur de ses enfants et si possible de toute la famille. D'ailleurs, son mari ne cessait de lui prouver régulièrement son amour pour elle par une foule de petites attentions malgré le comportement froid de son épouse, ce qui ne faisait d'ailleurs qu'empirer le sentiment de culpabilité qu'elle entretenait sur la situation.

D'une semaine à l'autre, ses réactions se promènent du positif au négatif; comme elle dit : «Je me sens comme une laine d'acier et je ne sais plus par quel fil commencer.» Elle ne sait plus si elle doit se séparer ou pas. Ce qui lui fait le plus peur, si elle se sépare, c'est sa sexualité. «J'ai peur de moi-même, j'ai peur de toutes les folies que je pourrais faire, j'en ai beaucoup à reprendre.» Pour se permettre de mieux réfléchir, elle décide de prendre une semaine de vacances dans le Sud, seule.

Je n'en entends pas parler pour quelques mois et, un bon jour, elle revient me voir au bureau. Elle est radieuse, détendue, j'ai hâte de savoir comment elle va. Son voyage a été extraordinaire, tout est clair maintenant dans sa tête, elle aime vraiment son mari et ses enfants, elle a longuement parlé avec son mari depuis son retour et elle ajoute : «C'est encore plus beau que le jour de mon mariage.» Incidemment, j'ai vu sa photo de mariage, elle était superbe, mince, et elle dégageait une forte sensualité. Maintenant, elle n'a plus peur de sa sexualité qui s'exprime comme jamais auparavant. «Vous savez, nous avions quatre années à reprendre», me confie-t-elle.

Elle retournera sur le marché du travail prochainement, à temps partiel, ce qui ne l'empêchera pas de s'occuper affectueusement de ses jumelles et, pour ce faire, elle veut revenir à son poids d'avant la grossesse. Inutile de vous dire que six mois plus tard, elle avait atteint son but et mettait à profit les qualités extraordinaires qu'elle avait.

Maudits hommes

Josée a 28 ans et elle a à son crédit six fois des pertes de 50 kilos (110 lb) et plus qu'elle reprend chaque fois. Elle a un excellent emploi, est douée d'une intelligence vive, est fort jolie, mais elle n'a pas d'ami. D'ailleurs, elle semble très bien dans sa peau de célibataire endurcie. Elle prêche pour le féminisme et en a beaucoup contre l'égoïsme mâle; elle en a deux exemplaires à la maison, son frère et son père.

Sa vitesse de perte de poids est remarquable; avec une diète de 1 200 calories, elle perd plus de six kilos (13 lb) par mois. Après cinq mois de diète, dans un ciel serein, elle a déjà perdu 32 kilos (70 lb) de graisse et beaucoup d'idées fausse qu'elle entretenait sur la nourriture. Au cours des diètes antérieures, elle avait toujours réussi à perdre ses 50 kilos

(110 lb), mais chaque fois à coup de volonté et de frustration.

À la diète, elle se sentait toujours à part des autres, ne pouvant se récompenser comme les autres en mangeant. Durant cette diète, elle avait fait de grands progrès, enfin elle ne se considérait plus à part des autres. Elle était une personne normale qui devait s'alimenter normalement pour exploiter toutes ses qualités, pour pouvoir donner le maximum, comme dit le slogan.

Dans sa tête, il était devenu évident qu'elle était à part des autres non pas à la diète mais bien lorsqu'elle pesait 110 kilos (240 lb); à ce moment-là elle était privée de souffle, d'énergie, d'apparence, de sorties, de satisfaction personnelle, de jeunesse, c'était beaucoup de privation à cause d'un petit morceau de gâteau. Elle avait appris à choisir la privation la moins importante. Tout allait très bien, aucune tricherie pendant cinq mois, la balance avait toujours marqué une diminution de poids à chaque semaine quand, soudainement, Josée saute deux rendez-vous. Sans nouvelle de ma patiente, je la rejoins au téléphone pour savoir ce qui se passe. Elle a tout laissé tomber et «c'est beaucoup mieux comme ça», m'avoue-t-elle. J'insiste pour la revoir au bureau, ce qu'elle accepte finalement.

Dès son entrée, elle débite sa hargne contre les hommes : «Ah, les maudits hommes, ils sont tous pareils, ils ne veulent qu'une seule chose, faire l'amour avec toi et puis bye, bye. Ça ne donne rien de maigrir, ça fait juste attirer les loups.» Elle avait lâché sa diète à la suite de deux coups de téléphone dans la même semaine de deux connaissances de travail qui lui proposaient des sorties agréables, mais anodines sur le plan sexuel, n'ayant vraiment pas eu de demande directe pour cela.

Josée était issue d'une famille ou l'éducation sexuelle avait été très sévère. La mère avait toujours mis sa fille en garde contre les hommes et surtout contre leur sexualité, car, semblerait-il, «ils ne sont pas faciles à satisfaire sur ce côté». À 28 ans, elle était encore vierge et appréhendait beaucoup les relations sexuelles. Elle avait peur du sexe et, pourtant, sa nature semblait lui en demander. Elle avait beaucoup de fantasmes sexuels avec des hommes et aimait se masturber régulièrement.

Cependant la peur de sa performance était plus forte que tout, si bien qu'elle avait adopté, pour fuir les rapprochements sexuels, une attitude agressive contre les hommes, tout en engraissant suffisamment pour qu'ils se tiennent loin.

Chaque fois qu'elle avait perdu ses 50 kilos (110 lb), lors des six occasions antérieures et encore cette fois-ci, elle avait abandonné et réengraissé par suite de l'intérêt manifesté par la gent masculine à son égard. Dès qu'elle maigrit, étant fort jolie, l'intérêt masculin augmente à son endroit, mais chaque fois, dès le premier coup de fil, elle se voit en train de rater sa performance sexuelle. C'était cette peur qui l'avait toujours bloquée. En badinant je lui fais la prédiction qu'elle connaîtra dans les mois prochains son premier homme. Elle n'y croit pas du tout : «C'est impossible, pendant 28 ans je n'en ai jamais eu, pourquoi en aurais-je dans les prochains mois.»

Les mois qui ont suivi cette entrevue ont été fertiles en émotion. Il nous fallut encore une fois dissocier les différents aspects du problème. L'obésité n'était pas une cure à son problème sexuel. Il fallait donc attaquer le problème en face. Nous avons étudié le comportement antisexuel de la mère avec beaucoup de compréhension et de sympathie. Nous avons étudié et favorisé la lecture de manuels sur la sexualité. Elle a vu un gynécologue qui l'a examinée et n'a rien vu d'anormal.

Quelques semaines plus tard elle se présente au bureau, radieuse, détendue, fière d'elle-même; elle avait eu sa première relation sexuelle avec un homme qu'elle connaissait depuis quelques mois. Sa performance n'avait pas été parfaite, elle avait bien eu un peu de sang et quelques douleurs à la pénétration, mais c'était tout à fait normal pour une personne encore vierge. Sa confiance en elle face à la sexualité avait grandi. Sa peur de rater son coup avait diminué. Elle avait perdu une autre idée fausse.

Je lui ai prédit cette fois qu'elle se marierait dans l'année qui va suivre et qu'elle aurait au moins deux enfants par la suite. Vous auriez dû voir sa mine étonnée : «Vous et vos prédictions, je ne parierai pas contre vous, ça vous pouvez en être sûr, même s'il me semble que cela n'a pas encore de bon sens. La semaine dernière encore, je ne voulais rien savoir des hommes.»

Résumé

Les problèmes de nature sexuelle, aussi diversifiés qu'ils puissent être — nous venons d'être témoins de sept cas différents — sont très fréquents et très importants dans les cas d'obésité. Il faut bien se rendre compte que l'obésité déforme le corps qui, lui-même, joue un rôle primordial dans l'expression de la sexualité. Qu'il y ait blocage sexuel ou pas, on n'a qu'à voir les efforts inimaginables faits par certaines personnes pour éviter les relations sexuelles. Mise au lit avant ou après le partenaire, mal de tête, fatigue, incompréhension, jaquette épaisse, tout y passe pour éviter une frustration plus grande, découvrir la réalité de son corps.

Que ce soit par blocage ou comme résultat, la sexualité est au cœur du problème de l'obésité.

Il est important pour la personne obèse de bien étudier sa situation face à ce problème. Est-ce un problème sexuel qui m'empêche de maigrir ou est-ce parce que je souffre d'obésité que j'ai un problème sexuel? N'oubliez pas, il faut se poser les bonnes questions si on veut avoir les bonnes réponses. Au besoin, relisez un témoignage à la fois, arrêtez-vous et posez-vous la question : Est-ce que j'ai ce problème? Interrogez votre subconscient, il est un atout puissant; dans quelques temps, il vous fournira la réponse. N'hésitez pas non plus à consulter une personne compétente qui vous aidera à voir plus clair en vous.

Par expérience, je peux vous dire que rares sont les problèmes compliqués, mais nombreux sont les gens qui les compliquent. À tout problème, il y a une solution, et engraisser n'en est jamais une.

Nous avons vu Lise, veuve à 54 ans, réapprendre à vivre sa sexualité et perdre ses kilos paralysants. Jeanine, 65 ans, apprend à se regarder dans le miroir et à compenser une activité sexuelle ralentie en raison de la maladie de son mari, par une autre activité valorisante. Mariette, 33 ans, par suite d'un divorce et de deux séparations, a refusé le choix qu'elle avait d'apprendre à aimer. Elle a choisi l'obésité pour l'empêcher de souffrir. Si elle lit ces lignes, peut-être réalisera-t-elle qu'aimer, ça s'apprend, et que son choix n'en est finalement pas un, puisqu'il conduit directement à la faire souffrir davantage.

Estelle, 42 ans, a le goût de devenir la femme qu'elle aurait dû être et de perdre le comportement masculin qu'elle a dû avoir à cause d'un mari dépressif. Elle devra se méfier d'elle-même et ne pas tomber dans l'autre extrême. La sexualité parfaite et le bonheur parfait, ça n'existe pas. La séparation, ce n'est pas le remède à tous les maux.

Josée, après six échecs de 50 kilos (110 lb) et plus, a pu se débarrasser de sa peur exagérée de sa performance sexuelle et envisager sa vie avec plus de confiance en elle.

Tous des problèmes différents; il y en a sûrement beaucoup d'autres, recherchez le vôtre. Pour tous ces problèmes, il y eu une solution; pour le vôtre, il y en a une aussi.

À tout problème, il y a toujours une solution.

CHAPITRE 10

PERTE DE CONTACT
AVEC SON CORPS

Bon vivant

On sonne à la porte. Je me réveille en sursaut, il est 9h30, je m'étais couché très tard la nuit précédente et j'avais la chance de récupérer ce matin-là. Ma femme et mes trois enfants sont absents. Je cours à la porte. C'est un vendeur d'aspirateurs. Il est très imposant, il mesure environ 180 cm (6 pi), il est aussi large que la porte, il doit peser près de 200 kilos (400 lb) et il a un sourire irrésistible. Dans n'importe quelle autre situation je lui aurais fermé la porte au nez, mais là je ne pouvais pas.

D'une façon très gentille, il me convainc de le laisser entrer pour une démonstration. Je l'invite à m'assister dans ma levée du corps et le fais passer à la cuisine pour le café matinal. Avant de s'asseoir, je remarque qu'il examine la chaise puis s'exécute sans accident. Après quelques instants de discussion à bâtons rompus, je me présente comme médecin intéressé aux problèmes d'obésité et c'est l'éclat de rire. «Bien pris qui croyait prendre» me lance-t-il entre deux rires. Et me voilà revenu au naturel, je cherche à en savoir plus sur cet homme fascinant.

— Pardonnez-moi mon indiscrétion, mais combien pesez-vous?

— Il n'y a rien là, doc, je ne sais pas exactement; la dernière fois que je me suis pesé, c'était chez mon ami le boucher, c'est le seul endroit où je peux me peser, et je touchais les 212 kilos et demi (466 lb) tout habillé, et je tiens à la demi, vous savez, repond-t-il avec un large sourire.

— Vous avez l'air d'être heureux?

— Vous ne trouvez pas qu'il y a assez de choses tristes dans ce temps-ci, doc, moi je prends la vie du bon côté. Je ris, je mange, je profite de la vie au maximum.

— Êtes-vous marié?

— C'est rare que vous allez entendre ça, doc, mais j'ai une bonne femme et je suis heureux en ménage.

— Est-ce que votre femme a un problème d'obésité?

— Pas du tout; ma femme est beaucoup plus petite que moi, elle mesure 1,62 m (5 pi 4 po) et pèse 100 kilos (220 lb). Je lui dis souvent, fais attention à toi, si tu ne manges pas assez tu vas être malade, et de nouveau il s'esclaffe.

— Est-ce que votre santé a déjà souffert à cause de votre embonpoint?

— La meilleure façon d'être malade, c'est d'aller voir le docteur; écoutez je ne dis pas ça pour vous, doc; moi je n'y suis jamais allé. Trouvez-vous que j'ai l'air malade?

— Non, effectivement, juste à vous regarder comme ça, vous m'avez l'air en excellente santé pour un obèse de 55 ans.

— Attention, doc, j'ai rien que 28 ans; et c'est l'éclat de rire à nouveau.

— Vous êtes dans la vente d'aspirateurs depuis longtemps?

— Ça fait trois ans. La concurrence est forte mais nous avons le meilleur produit sur le marché. Ça vaut la peine de payer pour de la qualité, doc.

— Comment en êtes-vous venu à la vente de porte à porte?

— J'avais beaucoup de difficulté à me trouver un emploi. On trouvait que j'étais trop gros. Alors j'ai mis à profit mes talents de vendeur. Dans le fond, je travaille pour moi-même, je suis payé à la commission; alors je n'ai pas à demander de permission à personne.

— Comment êtes-vous reçu par les gens?

— Très bien, j'aime le monde et le monde me le rend bien, tant que je ne casse pas leurs chaises. (Gros éclat de rire.)

— Avez-vous du succès comme vendeur?

— Je suis le champion vendeur d'aspirateurs pour toute la région depuis deux ans. J'ai pas peur de l'ouvrage et j'en monte des escaliers dans une journée. Je ne sais pas si vous pourriez me suivre, doc?

— Vous êtes très actif, à ce que je vois.

— Je n'arrête jamais. La semaine passée, j'ai entraîné un jeune maigrichon pour la compagnie; il n'a pas terminé sa semaine, il n'arrivait pas à me suivre. Je me couche rarement avant minuit et je recommence à 7 heures tous les matins.

— Quel est votre secret pour être le meilleur vendeur d'aspirateurs?

— Je vais vous le dire à vous, doc. D'abord, on a un bon produit, mais le monde, dans le fond, c'est pas ça qu'ils achètent, ils achètent le vendeur. Dans le fond, je ne vends pas des aspirateurs, je me vends moi-même. Je regarde votre maison, doc, et je pense que vous devriez profiter de mes services pour obtenir un entretien plus facile de tous vos tapis.

Quelques instants plus tard, j'avais acheté le modèle le plus perfectionné et le plus récent de ses aspirateurs.

— Je suis médecin depuis plus de 12 ans, j'ai vu des milliers de personnes obèses et, pourtant, vous semblez la seule personne que j'aie rencontrée de toute ma vie qui soit vraiment bien dans sa peau avec 212 kilos (466 lb).

— Et demi, doc, et tout habillé, chez mon boucher préféré. Je peux bien vous l'avouer, vous êtes docteur, si je veux vendre, il faut que je me vende. Si j'étais arrivé ici ce matin en me lamentant, je ne pense pas que vous m'auriez laissé entrer chez vous.

Pour me vendre, je suis obligé de vendre mon obésité. J'ai assez d'être énorme, verriez-vous ça si j'avais l'air bête en plus. Si quelqu'un te demande quelque chose, tu ne peux presque pas refuser. Si tu as mal à la tête, tu ne peux même pas te permettre d'avoir l'air bête. Comme vendeur c'est pareil; tu peux être gros mais tu ne peux pas être un mauvais vendeur. Dans le fond, il faut que tu prouves à toi-même et aux autres que tu peux tout faire mieux que les autres. Tu peux être gros sans être niaiseux. J'ai toujours été gros, moi, doc, mais dans le fond je ne me suis jamais vu si gros que ça. Je vais vous en raconter une bonne. Ça fait rien qu'un mois que j'ai vraiment commencé à penser que j'étais peut-être trop gros. Une cliente me fait rentrer et me présente une chaise. Je n'ai jamais été capable de m'asseoir dans la chaise car elle avait des accoudoirs qui m'en empêchaient. Sur le coup, j'ai pensé qu'on avait plus les bonnes vieilles chaises d'antan, mais deux jours plus tard, chez une autre cliente, en m'assoyant, j'ai brisé une patte de chaise, alors maintenant j'examine toujours ce sur quoi je m'assois. Je réalise aujourd'hui qu'il va falloir que je fasse quelque chose. C'est pas drôle tous les jours de traîner cette carcasse-là. Vous êtes en train de me convaincre, doc; je vous ai eu comme client alors vous allez vous aussi m'avoir comme client.

Une des premières révélations que j'ai eues comme spécialiste de l'obésité a été de constater chez beaucoup de très gros obèses, ceux qui ont toujours fait deux ou trois fois plus que leur poids normal, leur manque à évaluer le poids réel de leur corps.

Souvent les gens vont se poser comme question : «Comment se fait-il que cette personne se soit laissée devenir grosse à ce point-là?» La réalité, c'est que ces personnes ne se voient pas. Elles évitent systématiquement de se faire photographier, elles évitent la balance ou refusent simplement de s'y soumettre, elles font souvent leur propre linge ou le font faire sur mesure et elles se regardent dans le miroir du haut des épaules en montant. Leurs yeux ont développé l'habileté de ne voir que ce qu'elles veulent voir. Elles ne se voient vraiment pas. C'est comme s'il y avait perte de contact entre le corps et l'esprit. Le corps devient un embarras qu'il faut traîner. Pour le dissimuler, c'est l'opération sourire forcé, gaieté exagérée, service jamais refusé, il faut bien vendre quelque chose.

Combien d'obèses passent leur vie à se vendre, pas à être eux-mêmes, à se vendre, parce qu'ils ont perdu le contact avec leur corps.

Maigre et dépressif

Nous sommes au deuxième cours de mon programme de comportement, je suis en train d'expliquer que si quelqu'un veut aller quelque part, il lui faut d'abord choisir sa destination, fixer le but qu'il veut atteindre, et ensuite prendre conscience des avantages rattachés à la réussite de son projet s'il veut être motivé à persévérer en cours de route face aux difficultés. Pour un problème d'obésité, il faut donc se fixer un but, le poids qu'on veut atteindre, et ne pas perdre de vue les avantages qu'on escompte en atteignant le poids voulu.

Simone, une femme de 42 ans, 1,65 m (5 pi 6 po), 127 kilos (280 lb), qui fait le double de son poids normal, m'interrompt :

— Je n'arrive pas à trouver d'autres avantages que ceux que je possède déjà. Mon obésité ne m'empêche pas d'être heureuse.

— Alors, s'il en est ainsi, pourquoi voulez-vous maigrir?

— J'ai mal aux jambes, c'est tout.

— Je lui explique alors que si son seul avantage de perdre du poids est le soulagement de ses jambes, dès qu'elle aura perdu quelques kilos et que ses jambes en seront soulagées, n'ayant plus de bénéfice à acquérir, elle n'arrivera jamais à son poids normal. Elle est offusquée, le ton monte :

— Je ne vous comprends pas, docteur Larocque; on paie pour vos cours, on vient vous voir pour se faire motiver et vous, vous nous découragez. Vous me dites que je n'arriverai jamais à mon poids idéal.

— Si vous ne pensez pas gagner quelque chose par votre cure d'amaigrissement, si tout ce que vous recherchez c'est de perdre quelque chose, des kilos de graisse, des habitudes, de la nourriture que vous aimiez, de la douleur dans les jambes, eh bien! à moins que vous ne soyez masochiste, votre entreprise est vouée à l'échec. Personne n'aime perdre, tout le monde aime gagner.

— J'ai toujours été grosse depuis ma naissance et cela ne m'a pas empêchée de faire quelque chose.

Partout où les maigres passent, moi aussi je passe. Je fais partie de plusieurs organisations sociales et ça prend deux maigres pour faire ce que je fais. Je ne refuse jamais rien de ce qu'on me demande, on ne peut pas en dire autant des autres. Je fais de la bicyclette, de la natation, j'élève mes trois enfants, je fais partie d'un comité parents-maîtres, et toutes les fins de semaine je vais danser avec mon mari.

— Vous êtes très active, mais peut-être que si vous voyiez un avantage d'être à votre poids idéal vous pourriez en faire autant, ou plus, avec moins de fatigue et surtout vous pourriez continuer à le faire pendant de nombreuses années. Vous pourriez conserver votre jeunesse plus longtemps.

— Ça, je ne crois pas à ça. Je pense qu'on est né pour être gros ou maigre et que ça n'a rien à voir avec la maladie. D'ailleurs les maigres sont tous des dépressifs.

— Me trouvez-vous dépressif?

— Vous, ce n'est pas pareil, vous êtes l'exception.

— Je vais être honnête avec vous, ma chère Simone. Arrêtez-vous cette semaine et cherchez honnêtement des avantages que vous pourriez avoir à atteindre votre poids idéal. Écrivez sur une feuille de papier ce que vous aurez trouvé et nous en reparlerons. Si vous n'arrivez pas à trouver aucun bénéfice quelconque, je vous conseille de tout arrêter, vous allez perdre votre temps.

La réaction fut violente. Elle rentra à la maison le même soir, déchaînée, et raconta tout à son mari, qui, soit dit en passant, est maigre et dépressif. Ce dernier l'écouta longuement sans oser dire un mot. Une demi-heure plus tard, il la regarda dans les yeux et lui dit : «Il a raison.» Elle claqua la porte de sa chambre, changea sa décision quatre fois, à savoir si elle continuait le programme ou pas et, finalement, après une nuit de sommeil tourmenté, décida de continuer et d'y chercher des avantages.

Ça s'est passé il y a huit mois et je revois encore Simone. Elle a perdu une quarantaine de kilos (80 lb), n'a plus mal aux jambes et continue quand même sa cure. La semaine dernière je lui ai demandé de trouver une photo où elle était la plus grosse et d'inscrire à l'endos tous les désavantages qu'elle ressentait lorsqu'elle pesait ce poids. Cette semaine, elle a apporté la photo et la liste des désavantages :

1- fatigue plus rapide;

2- manque de féminité;

3- rapports froids et difficiles avec les autres

4- pas capable de refuser.

Je l'ai regardée dans les yeux et je lui ai dit :

— On a fait du chemin depuis huit mois.

— Oui, mais ce n'est pas facile, ça fait mal de voir que ce sur quoi on avait bâti sa vie doit être changé; c'est comme déménager une maison au complet, de l'arracher de ses fondations pour la mettre sur d'autres fondations.

— Moi, je pense que vous avez une bonne maison, mais qu'un peu de rénovation va encore l'améliorer.

Ceux qui ont toujours été très gros, plus du double de leur poids, peuvent facilement perdre contact avec leur corps. Dès le jeune âge, ils sont confrontés avec l'entourage et pour se défendre ils doivent faire abstraction de leur corps, et démontrer continuellement qu'ils n'ont aucun handicap. Ces personnes vont souvent entreprendre beaucoup d'activités où elles se doivent de réussir très bien, ou vont se spécialiser à l'extrême dans une branche où elles prouveront qu'elles sont les meilleures. Elles orientent surtout leur valeur humaine du côté intellectuel et très peu ou pas du tout du côté sportif ou physique.

Le spirituel

Louise est une jeune femme de 35 ans, mère de deux enfants. Elle est très active dans les mouvements religieux charismatiques et cursiaux. Toute sa vie et l'éducation qu'elle donne aux enfants reposent sur des valeurs morales élevées. Elle ne fait aucun sport, aucun exercice physique, aucune baignade, aucune danse. Elle n'a rien contre, mais ses valeurs morales sont tellement au-dessus du physique qu'elle n'en soupçonne même pas le besoin pour son corps. Et pourtant, Louise pèse 101 kilos (222 lb), elle a un excès de poids de 45 kilos (100 lb). Comment peut-on arriver à ne pas voir son corps, à oublier son existence?

À la lecture d'un de mes articles de motivation sur le fait que plusieurs personnes prennent plus soin de leur voiture que de leur corps*, Louise a com-

---

* Voir page 322.

pris qu'elle avait perdu contact avec son corps et voici comment elle raconte ce qui a provoqué son blocage :

«À 16 ans, j'étais déjà grasse et ma mère devait faire toutes mes robes. Je la revois encore qui me disait : «Tourne-toi» sur un air de dégoût; j'étais convaincue que mon corps était laid. Ensuite j'ai commencé à faire ma fine sur le plan mental, à étudier continuellement et à développer le côté spirituel. Mon corps ne comptait plus.»

Je crois sincèrement que l'être humain comporte trois aspects : le physique, l'intellectuel et le spirituel. Un ne va pas sans les autres. Je ne crois pas qu'on puisse vivre une vie spirituelle sincère, complète, sans une vie physique adéquate. Ceux qui le font disent des mots qu'ils ne comprennent pas, ils s'illusionnent. Le dicton dit : «Un esprit sain dans un corps sain.» On peut peut-être leur laisser le bénéfice du doute en pensant qu'ils ne peuvent pas apprécier ce qu'ils ne connaissent pas.

Le corps est la dynamo qui fournit l'énergie au cerveau; plus le corps fonctionne bien, plus il fournit de l'énergie au cerveau qui fonctionne mieux à son tour. Plus le corps est bien entretenu, plus il fonctionnera longtemps et le cerveau également. Malheureusement, l'être humain n'apprécie les choses que lorsqu'elles lui manquent.

Louise a bien repris contact avec son corps, elle a perdu tous ses kilos en trop, elle fait maintenant de la bicyclette et de la natation avec ses enfants et son mari. Le climat familial qui était bon est maintenant encore meilleur. Elle a découvert son corps qu'elle prend plaisir à exploiter et qui ajoute de la profondeur à sa vie spirituelle : «Depuis que j'ai découvert mon corps, je commence à découvrir ma vraie spiritualité.»

La mode

Jocelyne vient me voir pour la quatrième fois dans l'espérance de perdre du poids. Chaque fois elle entreprend de maigrir en vue d'une occasion spéciale, d'un voyage, d'une noce, d'une réception. Elle ne se rend jamais au terme de ses ambitions. Dès que l'occasion qui la motivait est chose du passé, elle se dépêche à reprendre son poids.

Sa dernière visite remonte à un mois. Elle se présente avec un surplus de 30 kilos (66 lb) :

— Je marie ma fille au mois d'août, il faut que je puisse rentrer dans la robe que j'ai achetée.

Elle semble en colère.

— Je me sentais bien comme ça, à ce poids-là, et voilà que ma fille m'annonce qu'elle va se marier. C'est quand tu vas t'habiller dans les magasins que tu attrapes ton air. C'est comme si j'avais été frappée en plein front, rien ne me faisait. Ah! la maudite mode, pourquoi est-on obligé de la suivre! Ça nous stresse, nous les femmes. La société est dégueulasse de nous forcer comme ça. Les hommes, eux, n'ont pas ce problème.

— Vous vous sentez obligée de maigrir pour suivre la mode? que je lui demande fort étonné.

— Certainement. Allez dans des soirées, tout le monde vous regarde et si vous n'êtes pas bien habillée, vous avez l'air d'une vraie folle. Les hommes, eux, ce n'est pas pareil.

— Il me semble que maigrir devrait être un choix personnel, suivre la mode devrait être un autre choix. Non?

— Moi, je ne veux pas maigrir, je suis bien comme ça.

— Mais c'est la cinquième fois que vous venez me voir pour perdre du poids!

— Je sais mais c'est la mode qui me force à maigrir. Tous les vêtements qui ont de l'allure sont faits pour les minces. Je ne peux pas me permettre de ne pas la suivre.

Le premier indice révélateur que le poids augmente, ce n'est pas la balance, ce n'est pas le souffle, ce n'est pas la fatigue, ce sont les vêtements. Quand la chemise ou la blouse commence à bâiller, il est temps d'y voir. Les gens ont un meilleur contact avec leurs vêtements qu'avec leur corps. Je ne crois pas qu'il faille décider de maigrir parce que les vêtements sont devenus trop petits, ni d'arrêter de maigrir, même si on n'est pas à son poids, parce que les vêtements s'ajustent mieux. Je ne crois pas qu'on puisse être obligé de maigrir, ni à cause de la mode, ni à cause du conjoint, ni même pour une raison de santé. C'est un choix qu'on doit faire. Je choisi de maigrir *pour être capable* de suivre la mode, *pour plaire* à son conjoint, *pour améliorer* ma santé. Ça devrait toujours être un choix personnel, fait par soi et pour soi.

Aux dernières nouvelles, Jocelyne n'a pas repris contact avec son corps et elle accuse toujours le même surplus de poids.

Pour moi-même

Dernièrement, j'assistais à une réception qui réunissait plusieurs centaines de personnes. Au milieu de la soirée, par hasard, je me suis retrouvé à danser avec une femme qui m'était jusqu'alors inconnue. À sa demande je me présente; elle s'arrête de danser, me regarde, se met à sourire et reprend la danse.

Elle est obèse, doit probablement peser dans les 90-100 kilos (185-200 lb) et mesurer dans les 1,60 m (5 pi 4 po). Sa curiosité est piquée, elle ne cesse de me poser des questions sur les différents régimes amaigrissants, les substituts de repas qu'on annonce à la télévision, les dangers de l'obésité, la valeur des diètes.

Au moment où j'essaie de m'esquiver pour rejoindre mon épouse, elle me dit : «Moi, je ne crois à rien de toutes vos affaires, je m'aime grosse et je vais rester grosse.»

Comme je suis bien d'accord avec elle, que je respecte son choix et que mon but est seulement d'aider les personnes qui le désirent, elle fond en larmes. Je lui laisse mon mouchoir, la reconduit à sa table et prends prétexte pour rejoindre mon épouse.

Quelques jours plus tard, je vois apparaître à mon bureau la dame en question. Comme je lui expliquais mon étonnement de la voir, étant donné le choix qu'elle avait fait, elle me dit :

— Je ne sais plus quoi penser et j'ai cru que vous pourriez m'aider à voir clair en moi. Je suis mariée depuis 20 ans, j'ai trois enfants. Quand je me suis mariée, j'étais un tout petit peu grassette. J'ai pris du poids après mes grossesses. Mais je me sens bien comme ça. Mon mari insiste depuis plusieurs années pour que je maigrisse, et là il m'a menacée de prendre une maîtresse si je ne maigrissais pas. Je crois que mon mari ne m'aime pas!

— Non, je pense plutôt qu'il vous aime.

— S'il m'aimait vraiment, il n'aimerait pas juste mon corps.

— Votre mari a été fidèle jusqu'à maintenant, il est un bon père de famille, il est travailleur; dans l'ensemble il est compréhensif, d'après ce que vous me dites.

— Oui, c'est vrai.

— S'il ne vous aimait pas, il vous aurait quittée depuis longtemps.

— Il me dit souvent qu'il m'aime, mais je ne le crois pas. Je veux qu'il m'aime pour moi, pas pour mon corps.

— Pour moi, le corps est aussi important que l'esprit et je ne crois pas qu'on ait le droit de le négliger, de mal l'entretenir.

— S'il devenait chauve subitement, je ne le menacerais pas de me trouver un amant.

— Probablement que si vous deveniez chauve vous aussi, il ne vous menacerait pas non plus de se trouver une maîtresse. Devant la maladie, on fait des choix différents. Mais si vous, par négligence, vous ne respectez pas votre corps, comment voulez-vous que lui vous respecte? Quand vous laissez aller votre corps, c'est aussi tout votre être que vous laissez aller.

— Moi, je suis contente comme ça.

— Je pense que votre mari vous aime beaucoup et que, par ses menaces, il veut tout simplement vous réveiller, vous motiver à vivre une vie plus complète, plus satisfaisante pour vous et votre famille. Vous savez, l'être humain est vraiment heureux uniquement lorsqu'il va au bout de ses possibilités, lorsqu'il vit au maximum. Pourquoi vous contenter de moins, si vous êtes capable de plus?

Cette dame a commencé sa diète au moment où j'écrivais ce livre. Je ne sais pas ce que l'avenir lui réserve, mais je crois sincèrement qu'il faut avoir perdu tout contact avec son corps pour être aimé uniquement pour soi, pas pour son corps. L'être humain n'est pas fait de compartiments de différentes valeurs. Tout est relié ensemble et interdépendant pour former ce qui existe de plus beau sur terre.

Si nous sommes de création divine, notre premier devoir est de nous aimer, de nous aimer dans notre corps et dans notre esprit, ensuite nous pourrons aimer les autres et les autres nous aimeront.

Résumé

Perdre le contact avec son corps, c'est un danger qui guette les obèses qui n'ont jamais été minces et qui, souvent, ont pesé plus du double de leur poids idéal. Notre vendeur d'aspirateurs a passé toute sa vie à se vendre comme quoi on peut être obèse sans être niaiseux. Il n'a jamais pu être lui-même, il n'a jamais vécu sa vie, il a passé sa vie à rire quand il n'en avait pas envie, à avoir l'air joyeux quand il avait le goût de pleurer et à dire oui quand il ne pouvait même pas se le permettre.

Simone s'est étourdie toute sa vie à faire activités par-dessus activités pour se prouver que son obésité avait un avantage. Louise a vraiment compris sa spiritualité quand elle a pris contact avec son corps. Sa vie familiale en a bénéficié aussi beaucoup. Jocelyne n'a pas repris contact avec son corps, elle blâme plus facilement la mode que sa propre faiblesse. Je crois qu'il faut avoir la tête dans le sable pour penser qu'on ne doit être aimé que pour soi, pas pour son corps. Comme si on pouvait exister sans son corps.

Je connais une famille fort intéressante à cet égard. La mère est âgée de 62 ans, elle pèse plus de 100 kilos (220 lb) et sa devise c'est : «Tant que la peau s'étire, qu'est-ce ça donne de maigrir.» Elle est littéralement paralysée, passant ses journées toujours assise à ne rien faire. Elle est essoufflée aux moindres pas. Son mari a 61 ans, il pèse 120 kilos (264 lb) et ne veut pas non plus perdre de poids. «Tant que la peau s'étire...» Il est cardiaque, fait de l'angine et prend en moyenne 12 nitros par jour. Ils ont la chance d'avoir leur seule fille avec eux encore à la maison; elle a 33 ans, pèse aussi 100 kilos (220 lb) et a un taux de triglycérides (gras) élevé dans le sang. Elle est une excellente candidate aux troubles circulatoires et au diabète : «Tant que la peau s'étire, qu'est-ce ça donne?» Comme si on pouvait bien vivre sans son corps!

Il faut se poser la question : «Est-ce que je prends un plus grand soin de mes meubles, de mes vêtements, de ma voiture que de mon corps?»

CHAPITRE 11

MINCEUR ET MALADIE

Dépression

Jeanne a 48 ans, elle suit une diète depuis deux mois, elle perd du poids très bien et est très heureuse. Subitement, rien ne va plus. Elle a les traits tirés, elle a pris du poids, elle a très mal mangé toute la semaine. Que se passe-t-il? En fouillant dans des documents elle retrouve par hasard une photo de son mari et de son fils de 16 ans prise peu de temps avant leur décès à la suite d'un accident de voiture il y a 18 ans déjà. Elle installe la photo dans un petit cadre, sur sa table de chevet. Cette photo ravive des souvenirs, toute la semaine elle n'arrive pas à dormir. La diète en prend un dur coup. Je lui demande de cacher cette photo, de ne plus la laisser sur sa table de nuit, trop d'émotions y sont rattachées.

La semaine suivante, sa bonne humeur est revenue, elle a écouté mon conseil, elle dort très bien mais sa diète est affreuse.

— Je ne sais pas ce que j'ai, mais il y a comme une partie de moi qui refuse la diète. Il faut que je me batte continuellement.

L'émotion associée à sa photo et à ses souvenirs a disparu mais, pourtant, elle ne peut pas reprendre son régime. Du même coup, elle me montre une autre photo.

— Vous m'avez demandé de chercher une photo où j'étais mince, j'ai trouvé celle-ci, mais je ne voudrais pas revenir comme ça.

Elle était effectivement trop maigre.

— Quel poids pesiez-vous?

— Je pesais 36 kilos (80 lb). Cette photo a été prise un an après le décès de mon mari et de mon fils. C'est une grave dépression de 18 mois qui m'a fait maigrir comme ça. Toute la semaine, j'ai fait des cauchemars, je n'arrête pas de me voir à 36 kilos (80 lb), déprimée, en train de pleurer continuellement.

Le chat était maintenant sorti du sac : ce qui bloquait Jeanne dans sa diète, c'était la peur d'une dépression et de revenir à 36 kilos (80 lb). Elle associait dans sa tête perte de poids et dépression.

Le simple fait de se rendre compte qu'elle associait inconsciemment perte de poids et maladie l'a beaucoup aidée. Elle a écrit régulièrement dans un journal personnel tout ce qu'elle pensait et ressentait face à ce qu'elle vivait et voulait vivre. Après quelques semaines, il était évident dans sa tête que perte de poids n'était pas synonyme de dépression, qu'intérieurement c'était l'accident qui avait provoqué sa dépression, laquelle, à son tour, avait provoqué son amaigrissement exagéré. Il lui était évident aussi que perdre du poids ne voulait pas dire devenir trop maigre. Elle fut donc rassurée sur le contrôle qu'elle pourra exercer pour arrêter de maigrir lorsqu'elle le voudra et se maintenir au poids désiré.

Aussi simple et aussi évident que cela puisse paraître, ça peut prendre quand même plusieurs semaines pour se déprogrammer. Normalement, si on se sert des techniques appropriées, telles que suggérées au chapitre 8, ça prend entre 4 et 21 jours. Ne tenez pas pour acquis qu'il suffit de penser une seule fois que ce n'est pas parce que vous maigrissez que vous allez faire une dépression et que, automatiquement, vous allez être débarrassée de cette habitude de penser qui est en vous depuis plusieurs années. Il faut vraiment l'écrire souvent, le répéter souvent et employer les techniques suggérées pour déprogrammer votre subconscient. Même si nos idées sont farfelues et fausses, notre ordinateur n'en fait pas la distinction, il faut vraiment le déprogrammer.

La femme forte

Gisèle a 49 ans, est assez grande, 1,67 m (5 pi 7 po), a une forte carrure et un excès de poids de 20 kilos (44 lb). Malgré sa stature imposante, elle s'habille élégamment et est très féminine. Au début de son programme d'amaigrissememt, je lui fait passer des tests pour évaluer sa personnalité : c'est une personne très agressive qui manque de confiance en elle. Elle ne veut pas maigrir rapidement et choisit une diète à 1 200 calories, bien équilibrée.

Au bout de trois mois, les résultats ne sont pas trop encourageants : elle a perdu environ 5 kilos (12 lb). Comme elle est passablement découragée, je lui suggère une diète plus stricte à 500 calories complétée par des protéines, des vitamines et des sels minéraux.

Elle est très réticente et pose beaucoup de questions sur les dangers qu'il y a de se rendre malade, de s'affaiblir, de perdre du poids trop rapidement. Je la rassure, je réponds à toutes ses questions, mais elle quitte quand même le bureau l'air inquiet. Comme elle veut perdre du poids, elle entreprend de toute façon la diète.

Les résultats sont très encourageants; en trois semaines, elle a déjà perdu cinq autres kilos (11 lb) qu'elle avait pris trois mois à perdre avec l'ancienne diète. Elle se sent très bien, n'a pas faim, est débordante d'énergie et a encore plus d'activités qu'elle en avait avant sa diète.

À sa visite subséquente, elle entre dans le bureau en disant : «Il va falloir que je sois moins ''barbeuse'', je vais être obligée de moins me battre.» Gisèle n'a pas perdu de poids cette semaine, elle a même repris près d'un kilo (2 lb).

— Comment ça a été votre diète?

— J'ai triché toute la semaine, je ne sais pas ce qui m'a pris, je n'avais pas faim, mais il me manquait quelque chose, il fallait absolument que je mange. De toute façon, je n'ai jamais été capable de descendre plus bas que ça, je pense que je suis mieux d'arrêter.

Étant fort intrigué par son comportement — au début elle voulait vraiment perdre ses 20 kilos (44 lb) et aujourd'hui elle n'en avait perdu que la moitié et, surtout, elle disait qu'elle allait être obligée d'être moins «barbeuse» —, je lui demandai ce que tout cela signifiait.

— Vous savez, j'ai un tempérament assez agressif et explosif. Je vais vous raconter un fait qui m'est arrivé la semaine dernière. J'étais avec ma sœur, dans le stationnement d'un centre commercial, et j'essayais de reculer ma voiture pour sortir. Cependant, j'étais coincée par une voiture dont le conducteur était à l'intérieur. Alors je lui demande poliment s'il pouvait bouger sa voiture pour me donner une chance de sortir. Il me répond en me riant en pleine face :«Eh! la mère, je pense que t'es trop vieille pour conduire; tu dois pas avoir une bonne vue, il y a de l'espace en masse pour que tu sortes.» Je ne fais ni un ni deux, je sors de ma voiture. Lui aussi sort de la sienne. Je me présente devant lui : «Je vais te montrer qui est le plus vieux des deux», et je lui donne un bon coup de poing en pleine face, il tombe à terre. Une police, qui passait là, est venue nous voir et elle a demandé au monsieur s'il voulait porter plainte contre moi parce que je l'avais frappé; il a refusé : «Je suis assez humilié comme ça d'avoir été battu par une femme, je ne suis pas pour porter plainte en plus.»

Gisèle avait sûrement un tempérament agressif dont elle était fière d'ailleurs. On voyait qu'elle racontait son histoire avec orgueil et satisfaction.

— Pourquoi m'avez-vous dit en entrant que vous alliez être obligée de moins vous battre?

— Si je continue à maigrir, je vais être moins forte et je ne pourrai plus me permettre d'être agressive, sinon je vais finir par manger une bonne volée.

Et Gisèle continue en racontant comment elle en est venue là :

— La dernière fois que j'ai mangé une tape sur la gueule, j'avais 18 ans et je me suis juré que ce serait la dernière fois. Je me suis mise à m'entraîner avec des poids et haltères. Je pouvais lever 60 kilos (135 lb), j'ai engraissé et je suis devenue très forte. Je n'ai peur d'aucune femme et de très peu d'hommes.

Gisèle pour se valoriser avait adopté l'attitude :«Je dois être la plus forte.» Depuis l'âge de 18 ans, et pendant 30 ans, elle a bâti toute sa personnalité sur sa force.

«Je suis la plus forte, je n'ai peur de personne, c'est ce qui me donne ma valeur, l'estime de moi-même», pense-t-elle dans sa tête. Lorsque quelque chose, comme une diète, vient peut-être mettre en péril les assises de sa personnalité, elle panique. Elle ne peut se permettre de perdre tout ce qu'elle a voulu être sa vie durant, la seule chose qui avait de la valeur à ses yeux, être la plus forte. Sa confiance en elle reposait uniquement là-dessus.

Certains événements qui se sont passés au cours de la semaine lui ont donné le coup de grâce. Pour la première fois, elle a été obligée de demander l'aide de son mari pour enlever les doubles fenêtres qui sont particulièrement lourdes; les remarques de son mari pour la taquiner («Tu vieillis, tu n'es plus aussi forte») l'ont profondément humiliée; elle ne voulait pas lui demander ce service, elle a tout fait pour y arriver seule, elle voulait lui prouver qu'elle était encore capable, mais ça n'a pas marché. Quand elle a dû demander à son fils d'ouvrir pour elle un pot de marinades, ce fut l'humiliation finale. Sa diète devait sûrement lui enlever des forces, elle devait donc y mettre un terme, sa force étant plus importante que son apparence et sa santé. «Si je maigris, je m'affaiblis et je perds toute l'estime et la confiance que j'ai de moi-même», pense-t-elle vraiment.

Le blocage de Gisèle devra nécessiter une double intervention. Premièrement, elle devra se convaincre, car c'est la réalité, que la diète ne lui fait perdre aucune force. Maigrir ne veut pas dire s'affaiblir. Ce n'est pas la graisse qui donne des forces, ce sont les muscles. La diète aux protéines est la seule qui ne fait perdre que de la graisse et pas de muscle. Elle devra donc accepter, en même temps, que la diminution de sa force lui vient de ce qu'elle approche de la cinquantaine; de toute façon, elle ne pourra conserver toute sa vie sa force comme à 20 ans.

C'est ce deuxième aspect qui sera le plus difficile à accepter, car il remet en jeu les valeurs qu'elle s'était données toute sa vie. Il lui faudra maintenant développer d'autres qualités, valoriser d'autres aspects de son comportement, se programmer différemment, d'une façon plus réaliste sinon, parce qu'elle vieillit comme tout le monde et qu'elle perdra automatiquement de sa force physique, des jours sombres poindront à l'horizon.

Un an plus tard, elle repassait les tests de personnalité auxquels elle s'était soumise un an auparavant : les premiers résultats avaient démontré une personnalité très agressive (10 sur 14) avec un manque de confiance en elle qu'elle essayait de combler par sa force; le contrôle, un an plus tard, démontra une personnalité équilibrée (3 sur 14) avec beaucoup de confiance en elle. Ayant pris conscience de son problème et surtout l'ayant bien accepté, elle s'est cherché de nouvelles valeurs, un nouveau but. Cela a pris un an, ce ne fut pas toujours facile. Elle se savait dynamique, aimait le public et avait le sens de l'organisation. Elle qui n'avait jamais mis les pieds sur le marché du travail de toute sa vie devint à 50 ans agent d'immeubles.

Deux ans plus tard, elle était nommée le meilleur agent de la compagnie pour tout le Canada. Elle se servait alors de son agressivité d'une façon positive, elle avait développé l'estime d'elle-même et la confiance en elle en se donnant un but valorisant et en accumulant les petites réussites jusqu'à son succès final. Gisèle maintient son poids idéal depuis deux ans, elle n'a jamais été si heureuse.

Cancer

Marguerite est âgée de 51 ans, elle pèse actuellement 73 kilos (160 lb); délicate de stature, son poids idéal est de 60 kilos (130 lb). Elle pesait 90 kilos (200 lb) avant son régime. Elle en est à sa quatrième diète et chaque fois elle a un plateau à ce poids. Jamais elle n'a pu descendre en bas des 73 kilos (160 lb). Après quelques semaines à ce poids, elle se décourage et, ordinairement, commence à tricher. Lors de ces trois diètes antérieures, ce fut la même histoire. De 90 à 73 kilos, elle ne triche jamais, elle mesure et pèse ses aliments, elle perd rapidement du poids, elle est parfaite. Puis elle atteint son plateau, mais elle persévère pour au moins 10 à 14 jours, et comme la balance ne bouge pas elle se décourage et finit par tricher.

Dès sa première tricherie, elle ne le prend pas, elle s'en veut. Comment peut-elle être parfaite pendant trois mois et succomber à la première petite frustration? La réponse lui vient rapidement : «Je me sens coupable de ne pas avoir plus de volonté que ça», et pour se punir, elle mange davantage. Les autres diètes finissaient toujours comme ça. Cette fois-ci, même si elle a triché cette semaine-là, elle se présente quand même au bureau. Ce qui me frappe au premier abord dans son comportement, c'est sa culpabilité qui est très forte.

Je lui explique que la culpabilité est un sentiment qu'elle-même invente dans sa tête, que personne en dehors d'elle ne la trouve coupable de quoi que ce soit. Ce sentiment de culpabilité est en fait très négatif et ne conduit qu'au découragement, à d'autres tricheries et à l'abandon. C'est un sentiment qui ne devrait pas exister parce qu'en réalité elle n'est coupable de rien. Sa seule culpabilité, c'est celle d'être une personne humaine non parfaite et ça non plus ce n'est pas sa faute.

Il n'y a personne de parfait dans ce bas monde et il est tout à fait normal que tôt ou tard, malgré une très forte volonté, elle ait des écarts de régime. Comme être humain, nous développons des habitudes dans notre façon de penser, d'être nerveux, d'avoir des émotions qui ne peuvent pas tout le temps être contrôlées par la volonté seulement, c'est humainement impossible à moins d'être «Superman». Mieux encore, je convaincs Marguerite qu'elle doit profiter de ses erreurs pour s'améliorer.

En fait, ce sont de magnifiques occasions, d'extraordinaires occasions pour apprendre à mieux connaître son propre comportement. Nos habitudes étant des réflexes appris depuis de nombreuses années, très souvent nous ne nous rendons même pas compte de leur existence. C'est une des premières difficultés à surmonter. Les gens pensent qu'ils savent tout d'eux-mêmes, qu'ils connaissent toutes leurs mauvaises habitudes, ce qui en réalité n'est jamais vrai.

Comme il est impossible de changer ce qu'on ne connaît pas, la grande majorité des personnes qui suivent uniquement une diète n'arrivent pas à changer toutes leurs habitudes et reprennent leur poids. Nos tricheries, si on les étudie, si on apprend à en profiter, sont de merveilleuses occasions pour nous améliorer. Je demande à Marguerite de se répéter et d'écrire tous les jours : «J'ai le droit de tricher, mais pas de lâcher.»

La semaine suivante, elle se présente au bureau, souriante, victorieuse :

— Ça marche votre affaire, docteur Larocque. Au début, je n'étais pas certaine, c'était la première fois qu'on me disait que j'avais le droit de tricher, je me suis dit : «Il est malade, lui», mais vous m'avez convaincue et j'ai mis en pratique ce que vous m'avez demandé de faire. Je me suis demandé toute la semaine pourquoi je bloquais à 73 kilos (160 lb) et n'arrivais plus à perdre d'autre poids. J'ai trouvé la réponse hier soir avant de m'endormir, ça m'a frappée en plein front comme si je l'avais toujours su. Chaque fois que je commence à me sentir plus maigre, je me mets automatiquement à penser plus souvent à ma mère et même j'en rêve. Quand je ne suis pas à la diète, j'y pense rarement mais dès que j'ai perdu une vingtaine de kilos (40 lb), que je me sens vraiment diminuer de poids, les images de ma mère me reviennent dans la tête. Elle était grasse aussi mais a maigri d'une façon effrayante avant de mourir d'un cancer du sein, il y a 20 ans.

— Est-ce que votre mère était à la diète lorsqu'elle fut atteinte de son cancer? lui ai-je demandé.

— Non, pas du tout, elle n'a jamais suivi de diète. Elle s'est mise à maigrir sans raison, a négligé de consulter le médecin et ce n'est que vers la fin qu'elle s'est fait traiter, mais il était trop tard.

— C'est son cancer qui l'a fait maigrir. Paradoxalement, vous aviez enregistré dans votre tête, je maigris, comme ma mère je vais avoir le cancer du sein. Pourtant la réalité est tout autre, plus vous restez grasse et plus vous avez de chance d'avoir un cancer du sein. Vous savez, c'est aujourd'hui connu, il y a plus de cancer de sein chez les femmes obèses.

Marguerite, au lieu de se culpabiliser et se punir en mangeant, a profité de sa tricherie pour s'étudier et chercher les raisons de son blocage qu'elle a trouvées. La culpabilité est une émotion inutile, négative qui nous empêche souvent de réussir et nous fait même reculer. Dans le fond, Marguerite n'était pas coupable du cancer du sein de sa mère, elle n'était pas coupable non plus d'avoir enregistré à son insu, dans sa tête, l'association perte de poids et cancer, et elle n'était pas coupable d'être une personne humaine non parfaite. Par la suite, Marguerite a mis en pratique les techniques de déprogrammation pendant au moins 21 jours pour perdre son blocage : «Je maigris, je vais avoir le cancer.»

Vieillesse

Monique est une femme fort jolie, mariée à un professionnel de la santé; elle accuse un excès de poids d'une vingtaine de kilos (40 lb). Elle a une vie sociale très active, mais jamais avec son mari, ce dernier travaillant tous les soirs de la semaine et une fin de semaine sur deux. Elle œuvre au sein de différents organismes sociaux et fait beaucoup de bénévolat. Elle n'a pas d'enfant et, d'un commun accord, ils ont décidé de ne pas en avoir, lui parce qu'il n'avait pas le temps de s'en occuper et elle parce qu'elle voulait plaire à son mari et, dans le fond, avait peur de déformer son corps.

Pourtant, elle avait bien une vingtaine de kilos (40 lb) en trop qui commençaient effectivement à la déformer. C'était sa première motivation à maigrir, mais elle en avait une deuxième : elle savait depuis au moins un an que son travaillant de mari avait une maîtresse. Par leur manque de communication pendant leurs douze années de mariage, ils avaient mutuellement détruit l'amour qui les avait un jour unis. Elle n'aimait plus son mari. Monique faisait mine de ne pas connaître le comportememt extra-marital de son mari. Elle était partagée entre la sécurité de continuer une union de douze ans et la possibilité de vivre une vie plus heureuse avec un autre.

Elle était très jolie, avait une personnalité attirante, et pourtant elle n'arrivait pas à se décider à suivre une diète pour reformer son corps, ni à se séparer pour vivre plus heureuse. Pendant quatre mois, sans perdre aucun kilo, nous avons systématiquement recherché le ou les blocages responsables. Elle a interrogé son subconscient régulièrement et, un bon matin, la réponse est venue. C'était clair comme de l'eau de roche, nous aurions dû y penser plus tôt.

— Chaque fois que je pense devoir suivre une diète, j'ai un frisson dans le dos; j'ai le sentiment vague que si je maigris les maladies vont sortir. Plus j'y pense, c'est que j'ai peur d'avoir l'air plus vieille. J'ai plusieurs amies qui ont maigri et qui ont l'air plus âgées avec des traits plus durs et des rides. Je suis certaine, c'est ça, qui m'empêche de maigrir. J'ai encore une belle peau et je ne voudrais pas qu'elle devienne toute plissée.

Cette peur d'avoir l'air âgée qui l'empêchait de maigrir, bien qu'elle n'aimât pas son corps déformé et qu'elle l'eût même préservé de la grossesse pour éviter ça, l'empêchait aussi de vivre une vie normale et heureuse. Lorsqu'elle envisageait la possibilité de se séparer de son mari, elle se voyait obligée de maigrir pour rencontrer un autre homme. Comme elle serait toute plissée, qu'elle aurait l'air vieille, s'imaginait-elle, elle ne pourrait rencontrer le prince charmant. À défaut de vivre seule dans des conditions inconnues, elle préférait vivre la sécurité de la situation présente.

La peur des rides et d'avoir l'air vieux est un blocage très fréquent et s'ajoute très souvent à d'autres. Il est extraordinaire de constater comment l'apparence est beaucoup plus importante que la réalité. Le bilan de l'état de santé de Monique fut fort intéressant, son taux de sucre était très élevé tout près des 200 mg %, c'est normal jusqu'à 100 mg %, ses triclycérides (gras dans le sang) étaient aussi trop élevés, sa tension artérielle était dans les 180/100, son cœur à l'électrocardiogramme montrait à l'effort un état piteux avec une récupération très lente. Son état de santé était tout à fait normal pour une personne de 75 ans; elle en avait 38 et se sentait fatiguée.

Pensez-vous que le fait de prendre conscience de la réalité stimula Monique à vraiment entreprendre sa cure d'amaigrissement? Pas le premier mois, l'apparence était plus forte que la réalité. On n'apprécie vraiment quelque chose que lorsqu'on en est privé, et Monique ne souffrait pas encore de sa santé. Mais heureusement, en mettant à profit les techniques de déprogrammation, en se parlant d'une façon différente, plus réaliste, elle entreprit finalement avec succès sa diète. Après n'avoir rien perdu pendant quatre mois, elle a perdu ses 20 kilos en trop (44 lb) en trois mois.

Pour expliquer le phénomène des rides, j'ai l'habitude de prendre l'image de la «baloune soufflée». Elle n'a aucun trait, aucune ride, elle est ronde; si vous la dégonflez, elle reprend sa forme, elle a ses traits naturels. Toutes les personnes de ma connaissance qui ont perdu du poids avaient une apparence beaucoup plus jeune après. Si vous concentrez votre attention tous les jours sur un trait du visage, qui est normal d'être là puisque vous vieillissez, vous avez l'impression qu'à la fin de la semaine votre visage n'est plus que rides. Il n'y en a pas plus à la fin de la semaine, mais comme vous ne voyez que cela, vous avez l'impression qu'elles grossissent et se multiplient. Faites la même expérience avec un bouton sur le visage, concentrez-vous dessus et sans que ce dernier grossisse vous le verrez trois ou quatre fois plus gros après une semaine.

Toutes les personnes qui ont perdu du poids ont une démarche beaucoup plus jeune, plus dynamique; elles ont une énergie nouvelle, s'habillent beaucoup plus jeune, peuvent suivre la mode qui est orientée presque exclusivement vers la jeunesse; elles ont une santé rajeunie de plusieurs années. La jeunesse, il ne faut pas attendre d'en manquer pour l'apprécier, et ça prend parfois plusieurs années pour l'acquérir.

Résumé

Très souvent la perte de poids est associée à des éléments négatifs qui, inconsciemment, nous empêchent de réussir. Jeanne associait dans sa tête, par suite du décès de son mari et de son enfant, cure d'amaigrissement à devenir trop maigre et dépression. Gisèle se sentait menacée par sa perte de poids. Elle avait peur de perdre ses valeurs de femme forte qu'elle avait cultivées toute sa vie, en levant poids et haltères. Quand elle a découvert ses vraies valeurs, toute sa vie fut un succès.

Marguerite avait enregistré dans son subconscient, perte de poids et cancer du sein. Quand elle a appris à accepter le fait qu'elle n'était pas parfaite, elle a pu mieux comprendre son comportement, trouver son blocage et se déprogrammer avec succès. Monique, tourmentée par une situation quelque peu ambiguë, a pu finalement comprendre son comportement et choisir vraiment sa jeunesse.

C'est l'obésité qui rend malade, qui fait vieillir prématurément, pas son traitement. Ne vous découragez pas, ça prend plusieurs années à devenir jeune.

CHAPITRE 12

LE CONDITIONNEMENT

La gourmandise

Une des réponses les plus courantes que je reçois à la question : «Qu'est-ce qui fait que vous avez un problème de poids?» est : «Moi, je suis gourmande, j'aime ça manger.» C'est ainsi que me répondait Marguerite. Elle n'arrivait pas à vraiment entreprendre sa diète et chaque semaine, après avoir triché, elle disait : «C'est bon manger, vous êtes tout petit vous, docteur, vous n'aimez pas ça manger. Recherchant les blocages qui l'empêchaient de bien entreprendre sa cure d'amaigrissement, je lui demande comment vont ses relations avec son mari. Elle se hâte de répondre : «J'ai un bon mari, ça va très bien.» Elle semble mal à l'aise et empressée de vouloir changer de sujet. Lorsque j'insiste pour en savoir plus long, avec un peu d'agressivité elle me répond :

159

— J'ai le meilleur mari du monde, je ne peux pas lui en demander plus.

— Vous êtes chanceuse d'être la femme du meilleur mari du monde, que je lui réponds. Il doit bien avoir quelques petits défauts?

— Il me donne tout ce dont j'ai besoin, continue-t-elle, je ne manque de rien, il ne sort pas, il ne boit pas, je n'ai pas à me plaindre, c'est un homme après tout.

— Qu'est-ce qu'ils ont, les hommes, d'après vous?

— Un homme, c'est un homme, j'en ai un depuis 20 ans, je connais ça, mais je peux vous dire que je n'en aurai jamais un autre dans ma vie.

— Avez-vous des problèmes de relations sexuelles?

— Ah, ça non, pas du tout, il faut tout simplement que je sois disponible quand il en a le goût. Moi, comme je suis assez chaude, je ne me plains pas.

— C'est la communication avec votre mari qui est difficile?

— Non, pas du tout, il n'y en a pas de communication, ça peut pas être difficile. Mon mari est un homme dur, autoritaire. Jamais il ne dit un bon mot d'encouragement. En 20 ans de mariage, il ne m'a jamais dit qu'il m'aimait. J'ai l'impression d'être comme un meuble dans la maison, on passe à côté sans le remarquer et il finit par s'empoussiérer.

— Est-ce que vous ne vous consultez pas pour les décisions importantes?

— J'ai déjà essayé au début de mon mariage, mais ça n'a rien donné; alors maintenant je me tais et j'obéis. Il n'est pas aveugle, il devrait bien voir.

— Avez-vous l'impression que la nourriture vous aide à compenser?

— Chaque matin, quand je me lève, il faut que je prépare son linge, son petit déjeuner, son café et son lunch. Pas un sourire, pas un merci. Il se lève de table, ramasse sa boîte à lunch sur le bout du comptoir, me dit bonjour les lèvres serrées et se dépêche de sortir. C'est le signal, on dirait que j'attends qu'il parte, puis la faim me prend tout d'un coup. Je me précipite au réfrigérateur et je mange tout ce qui me tombe sous la main. C'est plus fort que moi, je ne peux pas m'arrêter, je ne sais pas ce que j'ai.

— C'est peut-être parce que vous êtes frustrée de l'attitude de votre mari?

— Ça fait 20 ans que c'est comme ça, je dois être habituée. Non, je pense que je suis tout simplement gourmande.

Pour moi, la gourmandise, ça n'existe pas. Aimer manger, c'est normal, aimer trop manger, c'est une autre chose. Il y a toujours des raisons qui nous poussent à manger en trop grande quantité et en mauvaise qualité, que ce soit aux repas ou en dehors des repas.

Souvent, ces raisons peuvent nous sembler inexistantes; certaines habitudes sont acquises depuis tellement longtemps qu'il ne nous vient pas à l'idée qu'elles existent. C'est normal, peut-on penser, je suis fait comme ça, je suis gourmand. Personne n'est gourmand, la gourmandise n'existe pas, il y a toujours des raisons qui vous font manger.

Quelles sont les raisons qui poussent Marguerite à manger? À ce stade-ci, elle n'en est pas encore elle-même consciente, mais ce sont ses émotions. Depuis 20 ans, elle vit la même émotion tous les jours, la frustration chronique. En fait, elle se sent traitée comme un objet qu'on change de place à son bon gré. Elle se sent plus servante et bonne à tout faire qu'épouse aimée. Elle souffre de son manque d'affirmation face à son mari qui, soit dit en passant, m'est apparu, je l'ai rencontré en une occasion, un homme autoritaire mais qui aime sa femme et qui ne peut pas comprendre qu'elle ne soit pas satisfaite. Pour lui, il avait le bon comportement envers sa femme, c'est comme ça que ça se passait dans sa propre famille et sa mère lui avait toujours semblé heureuse.

Marguerite s'était conditionnée pendant 20 ans à compenser sa frustration chronique par de la nourriture. Ce dont elle était consciente, c'est que tous les jours dès le départ du mari qui se faisait sans marque d'affection, bien qu'elle le traitât aux petits oignons, elle se précipitait au frigo. Comme elle n'avait pas fait la relation entre sa frustration et la nourriture, elle se considérait gourmande. Ce blocage était tellement fort qu'elle n'arrivait pas, malgré sa volonté, à entreprendre une diète.

Pour régler son problème, Marguerite avait un choix à faire : elle pouvait continuer à être frustrée par l'attitude de son mari mais essayer de perdre l'habitude de manger pour compenser, ou elle pouvait essayer d'éliminer la cause de son comportement, la frustration. Le premier choix est très difficile à réaliser à long terme. C'est presque impossible pour quelqu'un qui a un problème de continuer à avoir une émotion forte et de ne pas manger. Tôt ou tard, la volonté flanche. Marguerite opta pour la deuxième solution : éliminer autant que possible la cause du mal, l'émotion.

C'est facile à dire : «Soit moins frustrée», mais ça n'arrive pas comme ça. Pourquoi deux personnes, devant la même situation, ne réagissent-elles pas nécessairement de la même façon? C'est parce que c'est l'idée, la pensée que chaque personne entretient sur cette situation qui amène l'émotion. Si nous pensons différemment de l'autre sur le même sujet, l'émotion sera différente. Pour contrôler ses émotions, c'est la pensée que nous avons touchant l'événement qu'il nous faut changer. Au départ, Marguerite pense que son mari ne la considère pas du tout, qu'elle n'a pas le droit de s'exprimer, qu'elle est un meuble dans l'esprit de son mari. Le sentiment qui en découle en est un d'une grande frustration.

Marguerite doit apprendre maintenant à changer sa façon de penser face à sa situation conjugale : elle a un mari qui l'aime, mais qui n'est pas capable d'exprimer ses sentiments. Dans sa famille cela ne se faisait pas. Elle a le droit de s'exprimer, de s'affirmer et, progressivement, elle va le faire, comme son mari a le droit d'être comme il est. Il serait préférable que celui-ci agisse différemment à son égard, mais il est comme il est, avec quelques défauts et beaucoup de qualités. En changeant sa façon de penser, en se concentrant davantage sur les bons côtés de son mari, en acceptant qu'il ne soit pas parfait, en se disant qu'il serait préférable qu'il soit différent, mais qu'il a le droit de ne pas l'être, Marguerite a contrôlé sa frustration chronique très rapidement, en quelques semaines seulement.

En devenant moins catégorique, en n'exigeant pas que son mari soit nécessairement comme elle le voudrait, elle est devenue moins émotive, moins frustrée, a cessé de manger par compulsion (type de conduites que le sujet est poussé à accomplir par une force intérieure à laquelle il ne peut résister sans angoisse). Pour la première fois de sa vie de femme mariée, elle se sentait heureuse, elle était mieux dans sa peau. Elle en a profité pour commencer à communiquer avec son mari et elle lui a exprimé sa frustration sans le blâmer. Il fut stupéfait, il n'avait jamais pensé qu'elle souffrait tant que ça et il a fait des efforts remarquables pour améliorer son comportement.

Inutile d'ajouter que Marguerite n'est plus gourmande et qu'elle n'est plus conditionnée par la frustration. Il y a toujours des raisons qui nous poussent à manger trop.

Habitude banale

Lyne a 26 ans, est mariée à un ami d'enfance, et a un enfant de 2 ans. Elle a un sérieux problème de poids. Elle pèse 100 kilos (220 lb). Elle a essayé au moins à quatre ou cinq reprises de perdre du poids, mais sans succès. Elle a toujours été grasse et elle en a toujours beaucoup souffert. Nous avons pendant des semaines cherché ensemble des blocages, sans réussir. Elle est intelligente, contrôle bien ses nerfs et ses émotions, est bien équilibrée, a une vie sexuelle normale. Tous les tests pour évaluer sa personnalité n'ont rien révélé de négatif, elle est tout à fait normale, mais grasse.

Je me sentais un peu désemparé devant ce phénomène unique : aucun blocage, fort désir de perdre du poids et impossibilité de réussir. Voici comment Lyne raconte son histoire :

— Chez nous, tout le monde est gros, j'oserais dire de père en fils, ou de mère en fille si vous voulez. Mon obésité, c'est de famille. Je pesais 5 kilos (11 lb) à la naissance et j'ai toujours été grasse.

— Comment passez-vous vos journées?

— J'ai beaucoup à faire avec mon fils de deux ans, il bouge tout le temps. Lui aussi il est déjà gras pour son âge, c'est de famille comme vous voyez. Je ne sors jamais le jour, beau temps, mauvais temps. Je me sens plus confortable à la maison même si je m'ennuie. J'ai souvent les bleus dans l'après-midi et je mange, ça passe le temps, ça fait du bien aussi. Le soir, lorsque la noirceur tombe, je vais faire une marche seule, mon mari garde le petit.

Dans le fond, Lyne est prise dans un cercle vicieux. Elle est conditionnée depuis sa naissance à penser uniquement en obèse. Ses parents ont toujours dit, nous sommes une famille de gros, nous sommes tous nés pour être gros. J'ai eu l'occasion de constater comment cette famille mangeait. À ce rythme-là, moi aussi je serais gros. Elle a donc été élevée dans cette pensée que c'était normal pour elle d'être grasse, ses frères, sœurs, père et mère étant tous gros. Elle ne pouvait donc pas faire grand-chose contre la nature.

De toute façon, pour elle, ce qu'elle mangeait c'était tout à fait normal, et elle nourrissait son fils de la même façon.

Elle était prise, en plus, dans un autre cercle vicieux. Comme elle se trouvait trop grosse, elle se cachait tout le jour à la maison et se privait même de promener son enfant par crainte d'être remarquée. Comme elle était dynamique mais qu'elle ne pouvait dépenser ses énergies, elle s'ennuyait, avait les bleus et s'était conditionnée, avec les années, à manger comme dérivatif. C'était sa seule joie en dehors de son fils.

Il est très intéressant de constater comment nous nous conditionnons facilement tant dans notre façon de penser que dans nos comportements, comme lorsque nous nous ennuyons. Parce que nous avons accepté un jour une idée qu'on nous a répétée comme véridique — par exemple les parents de Lyne lui ont toujours dit que c'était normal pour eux d'être gros — nous l'enregistrons dans notre subconscient comme parole d'évangile et, automatiquement, nous nous servons de cette même idée sans jamais la remettre en doute, sans vérifier sa véracité. Nos habitudes de penser sont probablement les plus difficiles à identifier et à perdre. C'est le but de ce livre de vous amener à réfléchir et à remettre en question ce que vous pensez de vous et de votre problème.

De même, l'habitude de manger pour compenser l'ennui est inconsciente et automatique. Il faut vraiment s'arrêter, étudier son comportement, se faire aider par quelqu'un de compétent pour vraiment arriver à bien identifier son conditionnement, ses habitudes. Un outil extraordinaire dont Lyne s'est servie et que je vous recommande, c'est le journal alimentaire. Sur une feuille de papier écrivez, sur la partie de gauche, tout ce que vous mangez, tricheries incluses, l'heure et l'endroit. Sur la partie de droite, écrivez pourquoi vous le mangez. Vous n'aurez peut-être pas tout de suite de réponse, mais persévérez, il y a toujours des raisons qui nous poussent à manger.

Les puces au stade

Denise est une femme de 29 ans, dynamique, elle assume de grandes responsabilités dans une compagnie d'assurance et, dernièrement, elle terminait son cours de comportement. Elle a perdu tout près de 15 kilos (30 lb). Elle raconte ainsi une journée de fin de semaine :

— En feuilletant le journal, entre deux annonces de nourriture, je suis tombée sur les Expos et ça m'a donné l'idée d'aller les voir jouer au stade. J'ai pris l'autobus et j'ai occupé mon temps à lire les annonces publicitaires affichées à l'intérieur. À l'extérieur, à chaque arrêt ou presque, il y avait des placards publicitaires géants annonçant «Le Colonel», «Coke», «Ronald», etc. Arrivée dans le métro, même propagande mais, en plus, les exemples vivants :

devant les comptoirs et les restaurants, femmes et enfants mangent des cornets de crème glacée ou des tablettes de chocolat. Au stade, ça a été le summum. Quelques joueurs sur un immense terrain et des milliers de spectateurs affamés dans les estrades. Continuellement, des vendeurs de peanuts, de hot dogs, de liqueurs douces, de bière, de crème glacée viennent remonter le moral des partisans. Ça mange là-dedans, cela n'a pas d'allure. Je pense que sept personnes sur dix souffrent d'embonpoint. Quand la vente de hot dogs semble diminuer, le tableau indicateur électronique crie au ralliement et à «Hygrade». C'était pas possible. Mais le plus drôle de l'affaire, c'est que j'étais comme ça, il n'y a pas si longtemps et je ne m'en rendais même pas compte.

Denise venait de réaliser qu'elle avait été dans le passé soumise à un vrai lavage de cerveau qui l'avait conditionnée à manger. Le plus grave problème, c'est que nous en sommes rarement conscients. Nous sommes tellement entourés par toutes ces stimulations, que nous venons à ne plus les voir. Mais nous subissons quand même leur influence.

Le secret de l'efficacité du conditionnement, c'est la répétition. À force de se faire dire souvent la même chose, à force de répéter les mêmes gestes dans les mêmes circonstances, nous développons des automatismes dans notre façon de penser, dans notre façon de nous émouvoir, dans notre façon de nous comporter. J'entends souvent cette phrase de mes patients qui, en train de manger, se disent : «Qu'est-ce que je suis en train de faire là?» En raison d'une émotion, ou d'un autre type de stimulation, automatiquement, d'une façon inconsciente, ils posent des gestes familiers, ils mangent, et ils s'en rendent compte seulement après coup.

L'expérience suivante est fort intéressante. Si vous mettez des puces dans un bocal que vous prenez bien soin de couvrir avec le couvercle, vous constaterez que les puces essaient de sortir du bocal en sautant continuellement, mais qu'elles se heurtent au couvercle pour retomber dans le fond du bocal et elles recommencent inlassablement. Après un certain temps, vous remarquerez que les puces sautent encore mais ne frappent plus le couvercle. Enlevez le couvercle à ce moment-là et vous serez surpris de constater que les puces continuent à sauter à la même hauteur qui les empêchait de heurter le couvercle. Bien qu'il n'y ait plus de couvercle, elles ne sautent pas hors du bocal comme elles l'auraient fait au début.

À force de se cogner la tête sur le couvercle, par répétition, elles se sont entraînées à sauter moins haut et elles continuent à le faire même s'il n'y a plus de couvercle. Elles se sont conditionnées à un certain comportement qu'elles continuent à avoir comme si c'était normal pour elles, même après qu'il n'y a plus d'obstacle.

Je pense qu'il y avait au stade olympique beaucoup de puces conditionnées qui sont allées voir les Expos, cette fin de semaine-là. À force de se faire taper sur la tête par la publicité, par l'entourage qui mange tout le temps, on finit par ne plus être conscient de son comportement, et on se met à manger, supposément normalement, comme tout le monde, tout le temps, un beau samedi après-midi au stade olympique. En tant qu'être humain, nous avons une chance que les puces n'ont pas, nous pouvons nous rendre compte que nous avons été conditionnés et nous remettre à sauter plus haut.

Denise est sortie du bocal cette année et quand elle a regardé les autres sauter dans le stade, elle s'est dit : «C'est pas possible, j'étais comme ça et je ne m'en rendais même pas compte.»

Le chien de Pavlov

L'être humain fonctionne à plus de 90 % par automatisme, par conditionnement. Il apprend à penser automatiquement, il apprend à ressentir des émotions automatiquement, il apprend à s'énerver automatiquement, il apprend à agir automatiquement. Pour chaque fait qu'il vit, il intègre dans son ordinateur, dans son subconscient, un circuit imprimé de ce qu'il doit en penser, ressentir et faire, de sorte que, devant une situation semblable, automatiquement il remet ce circuit imprimé en marche sans faire appel à la conscience.

L'exemple type du conditionnement est l'expérience du savant Pavlov sur le réflexe conditionné. Si vous prenez un chien, sonnez une cloche et lui donnez de la nourriture, vous constaterez que, normalement, au contact de la nourriture, le chien salive. Répétez ces gestes pendant 4 à 20 jours. Puis sonnez la cloche sans présenter de nourriture et vérifiez le comportement du chien. Vous constaterez que ce dernier, au seul son de la cloche, salive comme s'il y avait eu nourriture. Avec l'entraînement, par répétition, le chien a appris à associer cloche et nourriture. De même en est-il de nos comportements.

Une de mes patientes dans un de mes cours de comportement et de motivation, après l'explication que j'avais donnée sur le réflexe conditionné et le chien de Pavlov, décida de faire cette expérience avec son propre chien. «Général» — c'est ainsi que s'appelait le chien — était trop gros et avait la mauvaise habitude de toujours demander de la nourriture de table, qu'on lui donnait avec joie d'ailleurs, en plus de sa ration de nourriture pour chien.

Elle mit à profit les notions qu'entre 4 et 21 jours on peut acquérir une nouvelle habitude et que, dans le même laps de temps, on peut aussi perdre une habitude; car après cette période, si vous ne lui donnez plus de nourriture du tout, le chien va finir par perdre l'idée d'associer cloche et nourriture et cessera de saliver au son de la cloche.

Pendant trois semaines, elle refusa de donner à Général de la nourriture de table. Ce dernier se présentait comme à l'habitude, à côté de sa maîtresse, s'assoyait sur ses pattes de derrière et, avec ses yeux implorants, demandait sa ration. Elle ne lui donnait rien. Après quelques jours, elle trouvait que le pauvre chien faisait pitié mais elle résista à la tentation de lui redonner de la nourriture de table. Après exactement douze jours, le chien ne se présentait plus du tout à la table pour manger, il ne salivait plus à l'heure des repas et mangeait une fois par jour sa nourriture pour chien. En peu de temps, Général perdit son excès de poids et redevint plus vigoureux et alerte.

Émilia a 52 ans, elle est veuve et travaille comme vendeuse dans un grand magasin. Elle a deux habitudes extraordinaires, le Cola et les chips. Elle prend six grosses bouteilles de 750 ml (24 on) par jour, et des chips le vendredi soir seulement.

Comme je lui expliquais que le goût c'est aussi une habitude, un conditionnement, et qu'on peut perdre n'importe quel goût entre 4 et 21 jours, elle fit l'essai avec le Cola qu'elle aimait tant, mais qui était responsable chez elle d'un début de diabète. Après dix-huit jours d'abstinence complète, elle avait perdu l'habitude du Cola, ça ne lui manquait plus. Un mois plus tard, quand elle a fait le test d'en reprendre, elle s'est dit : «Ça ne se peut pas, il ne goûte pas comme avant, je dois avoir une mauvaise bouteille.» Elle l'a fait goûter à d'autres qui l'ont trouvé normal. Son goût avait changé.

Paradoxalement, ce dont elle a le plus de difficulté à se débarrasser, c'est son goût de chips. Et pourtant elle n'en prend qu'une fois par semaine, le vendredi soir durant son émission de télévision favorite, «Michel Jasmin». À aucun autre soir de la semaine elle ne mange ses chips : c'est le vendredi soir seulement et «il me les faut», dit-elle. Comment se fait-il qu'elle ait plus de difficulté à se débarrasser d'un goût de chips, qu'elle prend un soir par semaine, que d'un goût de Cola qu'elle prenait à raison de 4500 ml (144 on) par jour, sept jours par semaine? Changer un goût de Cola ou de chips, sur le plan gustatif, de la langue, demande le même temps, soit entre 4 et 21 jours et on peut penser que, dans le cas d'Émilia, son habitude de chips devrait être plus facile à changer et devait prendre moins de temps que son habitude de Cola. Et pourtant, c'est le contraire. L'être humain a un avantage sur les animaux, il peut penser, mais, malheureusement, quelquefois, cet avantage devient un handicap. Émilia entretient dans sa tête l'idée que ça lui prend absolument des chips le vendredi soir.

Elle s'est privée de Cola parce que ça la rendait diabétique, elle en est bien contente aujourd'hui, mais elle ne veut pas perdre sa récompense du vendredi soir. Comme la tête est beaucoup plus forte que le goût, elle n'arrive pas à perdre son habitude. En plus d'avoir l'habitude du goût des chips, elle a l'habitude de penser que chips du vendredi soir signifie récompense d'une bonne semaine de travail et détente méritée. Il faudra qu'elle déprogramme sa façon de penser si elle veut vraiment perdre son habitude.

Elle a fait une bonne semaine de travail, elle mérite sûrement de se récompenser et de se relaxer. Je ne crois pas que les chips soient vraiment une récompense puisqu'ils concourent à son obésité et à son diabète aussi. Je ne crois pas que les chips aient un réel pouvoir relaxant sur les nerfs. Émilia devra apprendre à se récompenser et à se relaxer autrement. Dernièrement, elle s'inscrivait avec une amie dans un club de santé où tous les vendredis soir elle va faire de l'exercice qu'elle termine par un bon bain tourbillon et un sauna. Elle rajeunit à vue d'œil, je ne l'ai jamais vue en aussi bonne forme.

Résumé

Le conditionnement de nos pensées, de nos émotions et de notre comportement bloque très souvent nos chances de succès dans notre cure d'amaigrissement. La première chose à faire est d'en reconnaître l'existence dans nos propres vies, et c'est peut-être la partie la plus difficile qui nécessite souvent le regard objectif d'une autre personne. Il n'y a pas une personne qui est conditionnée de la même façon, ni dans sa façon de penser, ni dans ses habitudes, ni dans ses goûts.

Marguerite se croyait gourmande alors qu'en fait elle vivait depuis 20 ans une frustration qu'elle avait appris à associer à la nourriture pour compenser le manque d'affection et d'attention de son mari. Ce n'est que 20 ans plus tard qu'elle a pris conscience de cette habitude. La gourmandise, ça n'existe pas, il y a toujours des raisons qui nous poussent à manger. Lyne, qui avait un sérieux problème de poids à 100 kilos (220 lb), avait tout pour réussir et aucun autre problème. Pourtant, elle n'y arrivait pas. Elle avait l'habitude de penser que c'était normal pour elle d'être obèse, donc qu'elle ne pouvait pas réellement faire grand-chose pour s'en sortir et comme elle était dynamique et s'ennuyait tout le temps cachée à la maison, elle avait les bleus, qu'elle calmait par la nourriture. Elle s'était conditionnée à associer ennui et nourriture. Elle pensait vraiment qu'elle n'avait pas le choix, qu'elle ne pouvait pas s'en sortir.

Denise a finalement pris conscience qu'elle avait déjà été conditionnée à manger à force de se faire taper sur la tête par la publicité, comme les puces par le couvercle dans le bocal. Aujourd'hui, elle en est sortie et lorsqu'elle regarde les autres dans le bocal, elle ne peut s'empêcher de dire : «C'est pas possible, j'étais comme ça moi aussi et je ne m'en rendais même pas compte.» Émilia a perdu son habitude du Cola, qu'elle buvait à raison de 4 500 ml (144 on) par jour, en moins de trois semaines et pourtant elle a eu beaucoup plus de difficulté à perdre une habitude de chips beaucoup moins importante parce que sa tête était plus forte que son goût. Elle associait dans sa tête chips et récompense et détente méritées. Une fois cette habitude de penser éliminée, c'est une affaire de rien de perdre un goût.

Avec le désir réel de changer sa façon de penser, ça prend au maximum 21 jours pour se déprogrammer. Pour changer un goût, ça prend au maximum 21 jours aussi. Émilia, 52 ans, a rajeuni de dix ans en quelques mois. Il y a toujours des raisons qui nous portent à manger. Il ne suffit que de les découvrir et d'avoir le goût de les changer.

CHAPITRE 13
LE BONHEUR

Profiter de la vie

Je connais Yvette comme patiente depuis cinq ou six ans; elle est toujours gaie, souriante et elle pèse encore 110 kilos (242 lb) malgré cinq ou six diètes. Elle a une facilité extraordinaire à perdre du poids mais au bout de six ou huit semaines, après une perte moyenne de 15 kilos (30 lb), elle abandonne et regagne finalement tous ses kilos perdus. J'avais toujours perçu Yvette comme une femme heureuse dont le seul problème semblait être son obésité. Cette année, après quelques semaines de diète, elle m'annonce subitement :

— Si je mourais dans deux semaines, ça aurait été stupide de perdre du poids, de me punir tout ce temps-là, pour rien. Il faut que je profite de la vie.

Je suis très surpris de sa réaction et je cherche à comprendre son comportement.

— Avez-vous l'intention de mourir dans deux semaines?

— Non, mais qui sait? Je pense que ça pourrait peut-être bien arriver.

— Je vous ai toujours connu gaie, ricaneuse, en train de raconter des histoires, mais maintenant vous me semblez déprimée, malheureuse.

— Je n'ai jamais été heureuse, j'ai toujours joué la comédie. Je connais mon mari depuis l'âge de 18 ans, c'est le seul homme que j'aie connu. Je suis sortie avec lui pendant 13 ans avant de me marier.

— Votre mari avait quel âge?

— Moi j'avais 31 ans et lui 39. Ça fait dix ans que nous sommes mariés, dix ans d'enfer, il critique sur tout, il n'est jamais content, il passe son temps à crier dans la maison.

— Vous me surprenez; j'ai déjà rencontré votre mari à plusieurs reprises, il est toujours souriant, de bonne humeur.

— Moi aussi j'ai été surprise. Je suis sortie avec lui pendant 13 ans avant de me marier, il n'était pas comme aujourd'hui, mais dès qu'il a été marié il a commencé à changer. On dirait qu'il a deux personnalités.

— Vous vous êtes fréquentés très longtemps?

— C'est lui qui retardait toujours ça, je ne savais pas pourquoi.

— Pourquoi n'avez-vous pas d'enfants?

— Plus jeune, j'aurais peut-être voulu en avoir, mais mon mari n'en voulait pas et il m'a convaincue que, de nos jours, la vie étant tellement difficile, nous ne pourrions pas prendre la responsabilité de mettre des enfants au monde en sachant qu'ils en souffriraient.

— Vous me troublez un peu quand vous dites ça. J'ai l'impression que la vie n'a jamais été aussi facile malgré certaines difficultés tout à fait normales. Les gens n'ont jamais tant voyagé, ils ont leur chalet dans le nord, ils roulent dans une ou deux voitures, consomment comme jamais dans le passé!

— Nous voyageons régulièrement une ou deux fois par année dans le Sud, nous avons notre chalet où nous allons tous les week-ends. Nous travaillons tous les deux, nous pouvons nous gâter un peu.

— Vous avez tout ça et pourtant vous n'êtes pas heureuse?

— J'ai toujours travaillé et je lui ai toujours donné toutes mes payes, mais il ne l'apprécie pas. Il crie tout le temps, il n'est jamais content. Dans ce temps-là je pars et je vais manger, c'est ma seule consolation.

— Si vous étiez plus mince, vous auriez plus d'énergie, plus de souffle, plus de satisfaction personnelle pour faire une foule d'activités valorisantes qui vous apporteraient un peu plus de bonheur.

— Vous, y croyez-vous, docteur, au bonheur?

— Sûrement que j'y crois et je pense que tout le monde l'a à l'intérieur de soi. Le problème, c'est que les gens le recherchent à l'extérieur d'eux en achetant un paquet de choses. Si tu achètes un beau meuble qui te fait envie, tu as un certain plaisir pour quelque temps; si tu fais un meuble de tes propres mains, tu es heureux pour toujours de le posséder. L'être humain n'est pas heureux d'acheter quelque chose, même s'il en retire un plaisir passager, mais il est vraiment heureux de faire quelque chose de ses mains, de créer, de se battre pour obtenir ce qu'il veut.

— J'aime autant profiter de la vie tout de suite. On ne sait pas ce que l'avenir nous réserve.

La nourriture, c'est la seule joie d'Yvette, son seul plaisir à défaut de pouvoir atteindre le bonheur qui attend de se laisser découvrir à l'intérieur d'elle. Je la connais et je sais qu'elle a tout pour réussir, pour vivre heureuse. Elle a à l'intérieur d'elle un million de qualités, le plus grand pouvoir de l'univers, le plus gros trésor de la terre, mais elle ne s'en rend pas compte. Elle est comme le pauvre homme qui aurait vécu toute sa vie misérablement et qui, sur son lit de mort, découvre qu'il avait été possesseur d'une immense fortune dont il ne pourra jamais se servir. Entre le bonheur et les petits plaisirs de la vie, comme manger, Yvette a choisi les petits plaisirs qui la font engraisser. Elle préfère profiter de la vie au maximum. Mais est-ce qu'on profite vraiment de la vie en se détruisant? Quand je la revois de plus en plus grosse, année après année, elle ne semble pas pourtant de plus en plus heureuse. Est-ce qu'on profite vraiment de la vie, obèse? Je n'y crois pas. C'est comme accepter d'être paralysé d'une jambe pour mieux profiter de la vie. Nous avons tous été faits pour le bonheur, si cela n'a pas marché jusqu'ici c'est parce que nous avons été mal programmés. Le bonheur, ça s'apprend, personne n'est né heureux ou malheureux. N'attendez plus, n'acceptez plus que rien ni personne n'entrave votre apprentissage vers le bonheur. Le bonheur, c'est un choix.

Apprendre le bonheur

Marie-Hélène, 51 ans, pèse 130 kilos (286 lb). Elle est ingénieur en travaux domestiques, comme elle se plaît à le dire. Elle fait de la haute pression, 200/100, et comme je lui suggère fortement de maigrir pour pouvoir contrôler sa pression sans médicament, elle me lance : «Ne me parlez pas de maigrir, je ne veux rien savoir de ça. J'aime mieux prendre des pilules.» Pourtant, Marie-Hélène est une femme qui a une certaine classe, elle a enseigné pendant 15 ans, jusqu'à l'âge de 36 ans. Elle a une fille de 26 ans, infirmière. Elle a dû abandonner l'enseignement qu'elle aimait beaucoup, à cause de son mari malade. C'est depuis ce temps qu'elle a pris son excès de 70 kilos (170 lb). Son mari est atteint d'une cirrhose du foie; il boit depuis 27 ans, en moyenne deux caisses de 24 petites bières par jour. Depuis 15 ans il vomit régulièrement du sang et doit être transporté au moins une fois par mois à l'hôpital où les médecins supputent chaque fois s'il a des chances de s'en sortir. Avec les transfusions et l'abstinence forcée d'alcool, il s'en est toujours sorti jusqu'ici.

Marie-Hélène vit une situation très difficile avec un mari alcoolique. Ils ont dû avoir recours à l'assistance sociale et sa fille qui vient de terminer son cours d'infirmière a quitté la maison au grand désarroi de sa mère. Depuis 15 ans, elle n'enregistre qu'échec par-dessus échec. Échec sur le plan conjugal avec un mari alcoolique et malade qu'elle ne peut pas envisager de quitter par obligation morale, échec sur le plan familial avec sa fille qui quitte le nid familial sans même être mariée pour aller vivre en appartement alors qu'elle est sans emploi, même si elle vient de terminer ses études d'infirmière. «Je lui ai tout donné et c'est sa façon de me remercier.» Échec sur le plan personnel : elle ne se sent pas valorisée, elle ne travaille pas, elle ne connaît aucun succès. «J'ai raté ma vie», pense-t-elle. Sa seule joie : manger. «La tarte au sucre, c'est si bon; ne venez pas m'enlever ma seule jouissance dans la vie. Je suis heureuse seulement quand je mange.»

Comme Marie-Hélène ne peut pas trouver le bonheur à l'intérieur d'elle-même, elle ne vit qu'échec par-dessus échec, elle le cherche à l'extérieur d'elle et dans la tarte au sucre.

Plus elle est malheureuse, plus la tarte au sucre est attirante. Elle a besoin de vivre quelque chose de positif pour contrebalancer le négatif. Son problème n'est cependant pas insoluble. Elle ne peut pas trouver le bonheur à l'intérieur d'elle parce que, à cause de ses échecs répétés, elle ne s'aime pas. Elle se considère comme une ratée qui échoue dans tout ce qu'elle entreprend, vie conjugale, familiale, personnelle. Si elle ne s'aime pas, elle ne peut pas être heureuse. Et pourtant ça s'apprend. S'aimer soi-même ce n'est pas de la vanité, ce n'est pas de l'orgueil, c'est un devoir moral. Dans ma vie, j'ai vu des gens souffrir d'orgueil, de vanité, de complexe de supériorité; ces gens n'aimaient pas les autres et ils ne s'aimaient pas non plus. Ils devraient faire des efforts répétés pour se valoriser au détriment des autres, comme s'il n'y avait pas de place pour tout le monde au sommet. Dans notre société, on ne nous a pas appris à nous aimer: «Ne le complimente pas trop, ça va lui monter à la tête.» On craignait un orgueil déplacé, de la vanité; alors, si on n'a pas appris à s'aimer, comment voulez-vous qu'on aime les autres? Apprendre à s'aimer, ça se fait et c'est la première chose que Marie-Hélène devra apprendre à faire, si elle veut connaître le bonheur un jour.

Le succès, comme le bonheur, c'est une habitude. Dans le fond, Marie-Hélène exagère ses échecs. Sur le plan conjugal, l'échec de la situation incombe entièrement à son mari qui fut toujours un irresponsable. Sur le plan personnel, elle a le mérite d'assumer sa responsabilité morale de soutenir et d'aider le plus possible celui à qui un jour elle avait promis: «Pour le meilleur et pour le pire». Sur le plan familial, elle n'a pas vécu d'échec, bien au contraire. Elle fut continuellement une source de motivation pour sa fille. Que cette dernière désire quitter le milieu familial est tout à fait normal et n'est pas un signe de rejet de la mère. Elle a le goût de voler de ses propres ailes, d'être elle-même, d'être autonome. «Oui, mais elle n'a pas d'argent, je ne sais pas comment elle va se débrouiller. J'aimerais pouvoir l'aider financièrement pour qu'elle ne connaisse pas les misères que j'ai connues, mais je n'en suis pas capable.» À défaut de son propre bonheur, Marie-Hélène aimerait bien que sa fille soit heureuse. C'est un peu tous les parents qui veulent acheter le bonheur pour leurs enfants, mais ça ne s'achète pas.

Le plus grand présent qu'on puisse faire à ses enfants, ce n'est pas de leur éviter toutes les misères et particulièrement celles qu'on a connues. Le plus grand présent, c'est bien de leur donner le goût de se battre pour atteindre des buts même difficiles et qui demandent des sacrifices. Quand on atteint son idéal, plus les difficultés ont été importantes plus on est fier, plus on développe la confiance en soi, plus on s'estime, plus on s'aime et plus on est vraiment heureux.

Marie-Hélène me dit :

— Je pense que ma fille, elle, l'a cette qualité de se battre pour obtenir ce qu'elle veut.

— C'est la plus grande richesse que vous puissiez lui donner. Il faudrait maintenant que vous aussi, vous vous donniez un but à réaliser et que vous y travailliez sans relâche. Plus ce sera dur, plus vous allez être satisfaite de vous, plus vous allez développer votre confiance en vous; vous allez apprendre à vous aimer de plus en plus, de jour en jour, et vous connaîtrez enfin le bonheur auquel vous avez droit.

Pour vous, comme pour Marie-Hélène, malgré toutes les difficultés, je crois vraiment que le bonheur, ça s'apprend.

Payer le prix

Il y a quelques mois je rencontre, lors d'une réception, un homme d'affaires bien en vue, dans la soixantaine. Il a l'air bien portant, il a conservé sa ligne de jeune homme et semble très en forme. Il n'arrête pas de danser. Lorsqu'on me le présente, je m'empresse de le féliciter sur son apparence, et lui, de me répondre aussitôt :

— Merci. C'est vous le docteur Larocque qui donnez des conférences et qui vous occupez de faire maigrir les gens? Je vous croyais pas mal plus âgé.

— C'est que je me suis bien conservé, comme vous d'ailleurs.

— Je vous félicite pour tout ce que vous faites et je vous encourage à continuer; il n'y a pas assez de gens sérieux de nos jours qui s'occupent de prévention, comme vous. Je vais vous raconter mon histoire, je pense que cela peut vous intéresser :

J'ai 63 ans. J'ai passé les deux tiers de ma vie obèse. J'avais 40 kilos (88 lb) en trop. Je buvais plus souvent qu'à mon tour, champagne, scotch, vin, et je mangeais beaucoup. Ma folie, c'était les sauces riches. J'ai toujours été dans le monde des affaires et, comme vous le savez, les occasions ne manquent pas. Des dîners d'hommes d'affaires de midi à quatre heures, trois ou quatre fois par semaine, ça ne manquait pas. J'allais tous les ans voir mon médecin de famille et il me disait : «Écoute, René, fais quelque chose. Tu vas finir par payer le prix de tout ça, tu fais du diabète et de la pression, n'attends pas qu'il soit trop tard.» Je répondais tout le temps : «Il y a pas de quoi s'en faire, je prends ça une journée à la fois. Si j'ai à mourir gros je mourrai, c'est tout. Pendant le temps que ça dure j'en profite. Je ne suis pas de ceux qui regrettent. Je suis habitué en affaires. S'il avait fallu que je regrette tous mes mauvais coups!» Il me répondait : «Si tu ne prends pas le temps de t'occuper de ta santé actuellement, tu vas être obligé de le prendre de toute façon pour t'occuper de ta maladie plus tard.»

Il n'était pas fou mon médecin, il connaissait son affaire. Un bon matin — j'avais 42 ans — je n'ai pas été capable de me lever; j'avais tout le côté droit paralysé, je n'étais pas capable de parler et je me sentais étouffé. J'étais sûr de mourir. Je m'en souviens encore, ma femme était dans la salle de bains, je voulais qu'elle vienne m'aider, mais aucun son ne sortait de ma bouche, j'étais incapable de bouger, je mourais à petit feu. J'ai eu l'impression que cela avait duré des heures. D'un coup, tu revois toute ta vie, tout te semble clair, rien de compliqué, tu te rends compte que c'est toi-même qui te compliquais les choses, puis tu te sens partir, flotter au-dessus de ton corps; là tu n'a plus peur, au contraire tu sens un calme intérieur t'envahir. Je me souviens de la réaction de ma femme quand elle est sortie de la salle de bains et qu'elle a réalisé que j'étais inconscient. Elle a poussé un cri, s'est affolée autour de moi. Elle n'arrêtait pas de me parler. Je l'entendais, mais je ne pouvais lui répondre. Finalement tout est devenu brillant comme si je flottais dans un immense tunnel et que je m'approchais de son extrémité éclairée. À ce moment-là, j'ai eu un «flash» : «Je ne peux partir comme ça, il me reste trop de choses à faire.»

Je me suis réveillé quatre jours plus tard, aux soins intensifs. Je venais de sortir du coma. C'est là que j'ai appris que j'avais fait un infarctus du myocarde et que j'avais eu des embolies au cerveau. J'ai été chanceux, j'ai récupéré complètement de ma paralysie en dix jours. Là le docteur est venu me voir et m'a dit :

— Ton cœur est fini, la médecine ne peut plus rien faire pour toi.

Dans ce temps-là, on n'opérait pas encore pour le cœur comme on le fait aujourd'hui. Il ne me laissait aucun espoir. Il me condamnait à attendre la mort tranquillement chez nous.

J'ai demandé ce que je pourrais faire personnellement pour améliorer mon cas. La réponse n'a pas tardé :

1) perdre mes 40 kilos (88 lb) en trop;
2) cesser de fumer (je fumais 75 cigarettes par jour);
3) éviter le surmenage;
4) faire un peu de marche progressivement.

C'était tout un programme, exactement le contraire de tout ce que j'avais fait pendant 43 ans. Quand je suis sorti de l'hôpital, je prenais 10 nitros par jour. J'avais des douleurs dans la poitrine au moindre effort. Je prenais, en plus, 10 autres pilules pour renforcer le cœur, éliminer l'eau, m'aider à respirer et à dormir.

Croyez-le ou non, six mois plus tard, avec ma maudite tête de cochon, je ne prenais plus aucune pilule, je ne fumais plus, j'avais perdu mes 40 kilos (88 lb) en trop, je ne prenais plus aucune boisson et je «joggais» 2 kilomètres (1,25 mille) trois fois par semaine. Ça fait plus de 20 ans de cela. Je n'ai jamais été aussi en forme, j'ai repris le temps que mes folies m'avaient fait perdre... Je suis trop jeune pour arrêter.

Son récit terminé, je lui demande :

— Avez-vous peur de mourir, maintenant?

— Pas du tout. Avant ma crise, dans le fond j'avais peur de mourir, mais je sais maintenant que la mort ce n'est pas énervant. C'est le calme, la paix. De toute façon, tôt ou tard je vais y passer. En attendant, j'ai le goût de vivre au maximum, de faire de plus en plus de choses, de vraiment profiter de la vie. C'est quand tu perds tes peurs que tu apprends à profiter vraiment de la vie. Je peux dire que la perspective de la mort m'a fait apprécier la vie. C'est ce qui pouvait m'arriver de mieux.

— Mais que vous soyez obligé, encore à 63 ans, de faire attention à ce que vous mangez, buvez, de faire du jogging trois fois par semaine, ne trouvez-vous pas que c'est un gros prix à payer?

— Vous savez, docteur, ce que la vie m'a appris, c'est qu'on ne paie jamais le prix pour être bien dans sa peau, on en jouit. On paie le prix de ses échecs.

— Je suis tout à fait d'accord avec vous, je voulais tout simplement vous l'entendre dire.

— Lorsque je mange bien, lorsque je cours, je suis content, je suis bien. Si je saute une séance de jogging, il me manque quelque chose, je deviens mal dans ma peau. La même chose s'il m'arrive de trop manger, je me sens très mal et même je me hais de l'avoir fait. Je jouis des efforts que je fais pour être bien dans ma peau, je n'en paie pas le prix, j'en jouis. Dans la vie, on ne paie que le prix de ses échecs.

Bonheur d'occasion

Danielle a 31 ans, elle est mariée et mère de deux enfants de 5 et 14 ans. Elle pesait au début de sa diète 173 kilos (381 lb). Lorsque je lui demande comment il se fait qu'elle ait attendu aussi longtemps avant d'entreprendre une cure d'amaigrissement, elle me répond, le plus sérieusement du monde, qu'il y a juste ce plaisir-là dans la vie, manger. Elle n'a pas répondu qu'elle avait juste ce plaisir-là, mais qu'il y a juste ce plaisir-là dans la vie. Car lorsque je lui demande si c'est son seul plaisir, elle s'empresse de dire :

— Bien sûr que non, j'ai un très bon mari, je l'aime beaucoup, j'adore mes enfants, ils sont toute ma vie.

Pourtant, même si elle vit autres choses, elle croit qu'il y a juste ce plaisir-là dans la vie et elle se trouve heureuse de sa situation. Elle ne serait pas venue me consulter pour perdre du poids, mais une remarque de son mari l'a blessée. Comme elle trouvait qu'il complimentait souvent les autres femmes sur leurs toilettes, elle lui a demandé pourquoi il ne la complimentait pas, elle, sur sa manière de se vêtir. Ce dernier lui a répondu sans hésiter :

— C'est parce que tu es trop grosse.

Ce fut tout un choc. Pourtant, elle ne se trouvait pas si grosse à 173 kilos (381 lb), tout le monde lui disait qu'elle avait belle figure. Comme elle n'avait pas de long miroir chez elle, elle alla dans la salle de bains, se mit nue et monta sur le bord de la baignoire pour essayer de se voir vraiment. Elle vit qu'il y avait bien quelques bourrelets autour de l'abdomen. Dernièrement, elle se disait que les chaises étaient trop étroites et n'étaient pas d'aussi bonne qualité que celles d'autrefois. Elle évitait les miroirs et les photographies mais, la semaine dernière, elle avait eu de la difficulté à passer dans les tourniquets du métro. Elle commençait à réaliser qu'elle était peut-être plus grosse qu'elle ne se l'imaginait.

Elle a pleuré toute la nuit, pas parce qu'elle était grosse mais parce que son mari la trouvait grosse. Elle avait toujours été heureuse comme elle était, pourquoi faudrait-il qu'elle change!

Danielle pesait 5,5 kilos (12 lb) à sa naissance. Sa mère et son père étaient obèses, pesant plus du double de leur poids idéal. Un beau gros bébé, c'était un bébé en santé. Elle était le premier enfant de la famille, il n'était pas question qu'elle manque de rien, surtout pas de nourriture. Pas question non plus de ne pas finir ses plats, faim pas faim, on ne gaspille pas. Un repas sans gâteau ou sans pâtisserie, ce n'est pas un repas. Un peu plus tard, comme Danielle était déjà très grasse pour son âge et qu'elle ne pouvait pas participer aux jeux de ses amies, elle devint une adepte de la télévision, qu'elle adore encore aujourd'hui; c'est sa seule activité en dehors des travaux domestiques. C'est merveilleux, elle se fait répéter à longueur de journée ce que ses parents lui avaient enseigné : pour être heureux, il faut bien manger. Quel soutien extraordinaire de voir, plusieurs fois par jour, son artiste préféré et de s'entendre dire que la recette du bonheur, on l'a! Comme elle s'est fait dire toute sa vie qu'il fallait manger pour être heureux, qu'il y a juste ce plaisir-là dans la vie, elle y croit dur comme fer. N'est-elle pas heureuse? C'est la preuve que ça marche. Ça marche pour sa vedette préférée, c'est normal que ça marche pour elle. C'est ça le bonheur, pas besoin d'en demander davantage, il n'y a pas autre chose dans la vie.

Danielle me consulte actuellement. Pour faire plaisir à son mari, elle va se rendre malheureuse pendant des semaines et des mois. Les chances de succès sont presque inexistantes, à moins qu'elle n'arrive à prendre vraiment conscience de son problème. Le lavage de cerveau qu'elle a subi de la part de ses parents, et au petit écran par la suite, a trop bien marché. Elle vit l'illusion d'un bonheur, elle n'en demande pas plus. Le plus souvent, la seule chose qui réussit à sensibiliser ce genre de personnes, c'est une catastrophe : une séparation ou une maladie grave. Et quand ça arrive, il est malheureusement trop tard.

Résumé

Le blocage bonheur-nourriture en est un relativement facile à identifier mais beaucoup plus difficile à changer. Pour plusieurs, encouragés par l'entourage et la publicité, il est plus facile d'acheter le bonheur que de faire les efforts pour l'obtenir. Ce qui est bizarre, c'est que plus il y a de facilité dans notre société, plus il y a de consommation supposément porteuse de bonheur, plus il y a de suicides. En 1978, près de 3 500 Canadiens se sont suicidés, c'est quatre fois plus qu'en 1921. Pour un suicide réussi, on évalue à 50 le nombre de suicides ratés. Chez les moins de 35 ans, le suicide est la deuxième cause de décès après la accidents, tant chez les hommes que chez les femmes.

Yvette voulait profiter de la vie au cas où il ne lui resterait que deux semaines à vivre. C'est comme accepter d'être paralysé pour mieux profiter de la vie. Le bonheur ça s'apprend.

Marie-Hélène peut apprendre à s'aimer malgré les difficultés qu'elle a vécues. Le goût qu'elle a donné à sa fille d'être prête à se battre pour atteindre son but, il ne lui reste plus qu'à le développer chez elle. De petite victoire en petite victoire, elle va augmenter sa confiance en elle, elle va apprendre à s'aimer. Le bonheur c'est un choix. On ne peut pas être heureux si on ne s'aime pas.

René, cet important homme d'affaires, a appris à vivre après avoir entrevu la mort. Il ne paie pas le prix des efforts qu'il faut pour maintenir sa bonne forme physique, il en jouit.

Danielle, 173 kilos (381 lb) vit l'illusion du bonheur. Elle a la tête dans le sable comme l'autruche. Je crains que le réveil ne soit brutal. Le bonheur ne se trouve qu'à l'intérieur de nous et il ne s'obtient qu'au prix d'efforts. La facilité détruit l'homme. La satisfaction de soi, ça s'acquiert, ça ne s'achète pas. Le vrai bonheur c'est d'être complètement satisfait de soi.

CHAPITRE 14

GAIN SECONDAIRE

Manque d'affirmation

Micheline, une jeune femme de 26 ans, travaille dans un hôpital comme aide-infirmière. Elle mesure à peine 1,50 m (5 pi). Quand elle est venue un bon jour me voir, il y a de cela quelques mois, elle pesait 42 kilos (92 lb) en trop. À sa première visite au bureau, elle semblait souffrir beaucoup de son état et me raconta même qu'elle avait des cauchemars où elle entendait son mari lui dire : «Ne t'en fais pas, je vais enlever les cadres de portes, tu vas pouvoir sortir.» Je lui expliquai, comme elle en était à sa première diète avec moi, qu'il y avait deux aspects à un problème de poids : le traitement de la graisse par une diète et le traitement de la cause, notre comportement, la tête.

Fort intéressée, elle s'inscrivit aussitôt au cours de comportement et de motivation «Pro Mieux-

Vivre» et opta pour la diète spéciale à 500 calories complétée par des protéines, des vitamines et des sels minéraux. À l'évaluation de sa personnalité, on notait une personnalité mi-passive, mi-agressive, avec un score très élevé à 20/28, où prévalaient la méfiance vis-à-vis des autres et la culpabilité et où la confiance et l'estime de soi étaient presque inexistantes. Dix semaines plus tard, elle avait perdu 16 kilos (35 lb), elle n'avait pas triché une seule fois. Elle était resplendissante d'enthousiasme et le contrôle de ses tests démontrait un score de 7/28, ce qui est presque normal, avec une légère prédisposition à l'agressivité. C'était une toute nouvelle personnalité, radieuse et dynamique.

Je lui ai demandé si elle connaissait le facteur responsable de ce déblocage extraordinaire. Il n'y avait rien de particulier, c'était tout le cours qui l'avait transformée. En fait, en venant à nos cours, elle avait pris conscience de son importance, de sa valeur en tant que femme. De toute sa vie, elle n'avait jamais pris aucune décision. À la maison c'était ses parents, assez autoritaires, qui décidaient tout. À 16 ans, elle rencontra un garçon qui était plus vieux qu'elle de cinq ans. Après quelques mois de fréquentations, il voulut l'épouser. Comme elle ne parvenait pas à se décider il lui dit :

— Ne t'en fais pas, je vais en parler avec tes parents.

Comme les parents ne voulaient pas entendre parler de mariage, ils acceptèrent que le garçon cohabite dans la maison familiale. La situation dura deux ans.

Lorsque Micheline eut 18 ans, le garçon revint à la charge et décida qu'ils devaient se marier et avoir leur propre logement. Ce qui fut dit, fut fait. Micheline, dans tout ça, n'avait jamais pris aucune décision. Chanceuse malgré tout, elle était tombé sur un bon mari. C'est lui qui décidait tout, le magasinage, ses propres vêtements, les sorties. De toute façon, quand il lui demandait son avis, elle n'arrivait jamais à le lui donner. Jusqu'à l'âge de 26 ans, elle n'avait jamais rien décidé par elle-même. Sa première décision fut celle de venir me voir pour maigrir. Et ce fut le début d'une prise de conscience d'elle-même, des valeurs qu'elle avait en elle mais qui étaient restées inexploitées depuis 26 ans.

De semaine en semaine, elle apprenait à s'affirmer devant le groupe. D'autres personnes s'intéressaient à elle, d'autres personnes ressentaient les mêmes choses qu'elle, elle n'était donc plus seule. Elle a appris à s'aimer très rapidement. En moins de dix semaines, elle a perdu le sentiment de jalousie qui l'animait. Elle avait perdu dans le passé de grandes amies à cause de soupçons non fondés. Elle n'avait plus peur des autres femmes, elle savait qu'elle avait une certaine valeur et qu'elle pouvait rivaliser avantageusement avec les autres.

En fait, pendant 26 ans Micheline avait compensé son manque d'affirmation vis-à-vis des autres en mangeant. Une fois qu'elle eut pris conscience de son droit, et surtout de sa capacité à s'affirmer, elle n'eut plus besoin de manger exagérément. Maintenant, elle prend toutes ses décisions elle-même, elle a décidé de ses prochaines vacances et elle a donné son avis pour l'achat de la voiture. Son mari en est ravi. Il y a à peine quelques semaines, elle achetait sa première robe seule, à son propre goût. Quelle transformation! Elle est débordante d'enthousiasme, de joie de vivre. Vous la verrez probablement passer devant chez vous bientôt, elle s'entraîne pour le marathon de l'an prochain.

Être aimé

Jeanne est dans la quarantaine. Elle est très active sur le plan social, organisant toutes sortes de manifestations et de soirées pour divers organismes sociaux. Depuis plusieurs années, elle a énormément de difficulté avec son poids. Elle a une dizaine de kilos (20-25 lb) qui lui nuisent beaucoup et la fatiguent, étant donné qu'elle est très active.

Son blocage, c'est qu'elle ne peut pas refuser. Il y a quelque temps elle me racontait qu'elle avait été invitée, avec une autre compagne, chez une amie. L'hôtesse avait fait des efforts pour préparer une belle table, autant que possible au goût de ses invitées. Pour couronner le tout, elle avait acheté une bouteille de vin qu'elle savait fort appréciée.

Le festin commence. Nos trois amies s'installent à table, le vin est aussitôt versé. Jeanne se rend compte qu'il est sûr, il goûte le vinaigre, mais personne d'autres n'en fait la remarque. Bonne occasion, pensez-vous, pour ne pas en prendre et sauver des calories. Eh bien, tel ne fut pas le cas. Pour ne pas désappointer celle qui les avait invitées, elle s'est forcée à en boire, le trouvant très bon, si bien qu'elle a en bu beaucoup plus que d'habitude, finissant presque la bouteille à elle seule. Elle s'est forcée à en boire davantage parce que l'autre amie souffrait d'un malaise à l'estomac et ne voulait pas en boire trop, craignant d'aggraver son cas.

Lors de la fête des 82 ans de sa grand-mère, on avait fait préparer un magnifique gâteau. La semaine précédente, Jeanne avait été formelle : «Il faut que je perde mes kilos en trop, j'ai toujours occasion par-dessus occasion, si j'attends de n'avoir plus de sorties, je n'y arriverai jamais.» Mais voilà qu'on passe le gâteau de grand-mère. Elle se dit dans sa tête : «Elle a toujours été correcte avec moi, grand-mère, elle ne m'a jamais rien refusé, c'est sa fête, je ne peux pas lui faire ça, non je ne peux absolument pas refuser ce morceau de gâteau.»

Jeanne est une organisatrice hors pair. Elle m'avait invité à donner une conférence à une association de femmes. Le tout serait suivi d'un buffet. Nous étions en train de parler, lorsqu'une de ses amies s'approcha et lui dit : «Tu ne bois pas devant ton médecin? Tiens, prends ceci, tu le mérites bien. Ta soirée est merveilleuse.» Et Jeanne prit le verre qu'on lui tendait avec un large sourire. Quelques instants plus tard, nous étions à nouveau seuls. Elle me dit : «Vous savez, je n'aime pas du tout la boisson, et je sais que cela ne m'aide pas à maigrir, mais je ne peux pas leur refuser. Si je ne fais pas comme elles, ça les dérange, elles ont l'impression que je ne fais pas partie de leur groupe.»

Le blocage qui empêche Jeanne de régler son problème de poids tient dans le fait qu'elle ne peut pas refuser. Elle a peur, en refusant, de perdre l'affection des autres. Elle accepte tout pour être aimée de tout le monde. Elle s'abstient d'être elle-même pour plaire aux autres. Le résultat est que si elle est appréciée, et c'est impossible que ce soit toujours le cas, elle ne l'est pas pour elle-même mais pour une personne qu'on peut exploiter, qui dit toujours oui et qui nous rend service. Mais est-on vraiment aimé davantage? Il est sûrement très important de rendre service aux autres mais pas au détriment de sa propre personnalité. Aimer et être aimé sont des buts louables mais on doit être aimé pour soi-même, pas pour les services rendus. De toute façon l'un n'empêche pas l'autre.

Punition

Denise en est à sa deuxième diète véritable. Elle a 38 ans. Elle a perdu la première fois 25 kilos (55 lb) qu'elle avait à perdre, et les a repris très rapidement en six mois. Cette fois-ci, elle est bien consciente de la difficulté de maintenir son poids et elle s'inscrit pour les cours de comportement et de motivation «Pro Mieux-Vivre» qu'elle suivra après sa diète. Elle perd à nouveau ses 25 kilos (55 lb) de trop, très rapidement, cette fois en quatre mois. Jamais elle n'a triché une seule fois pendant cette période. La semaine où elle s'est mise à la diète de maintien, bien que pendant ce temps elle n'ait manifesté aucune agressivité, aucune frustration, elle décrit son comportement :

— Je me suis sentie comme sortie de prison et j'ai mangé plus que permis toute la semaine.

Denise était réaliste maintenant et savait qu'il lui fallait changer dans sa tête, dans son comportement, si elle ne voulait pas encore une fois reprendre tout son poids. Au bout de quelques semaines de cours, elle m'annonce qu'elle a découvert un de ses blocages qui l'avaient empêchée dans le passé de maintenir son poids.

— Un soir, cette semaine, j'attendais mon mari comme d'habitude pour souper. Je lui avais préparé un petit repas que je savais qu'il aimerait particulièrement. Tout le long de ma diète, il m'avait bien aidée, encouragée. Il était content que je perde du poids, il n'aime pas les grosses femmes. Mais, ce soir-là, il est arrivé 1 h 30 en retard. Il avait suivi ses amis à la taverne, ce qui lui arrive quelquefois dans l'année. Tout d'un coup, je suis devenue furieuse. Me faire ça à moi qui m'étais donné tant de mal pour lui, pour lui préparer son repas, pour avoir maigri pour lui plaire. Il va me le payer. Je me suis précipitée au frigo et j'ai mangé la moitié du shortcake aux fraises qui s'y trouvait. Heureusement que je suis le cours. Le lendemain matin, je me suis demandé ce qui m'était arrivé et savez-vous, c'était pour cette même raison que j'avais repris tout mon poids perdu à ma première diète. J'en voulais à mon mari et j'ai mangé comme une cochonne pendant plus de six mois. Je pense que je n'arrive pas à contrôler mes émotions, mes déceptions et que je compense par la nourriture. Je mange n'importe quoi dans ce temps-là, bon pas bon.

Denise, grâce à la tricherie de la semaine, avait fait un gros pas dans la compréhension de son comportement et c'est ce qui lui permettait d'envisager l'avenir avec optimisme. Je lui demandai :

— Vous êtes-vous sentie coupable après votre shortcake aux fraises?

— Pas du tout, j'avais peine à y croire. À ma première diète, cela avait été un de mes problèmes : plus j'étais fâchée contre mon mari, plus je mangeais; et plus je devenais enragée contre moi-même, plus je mangeais encore. Cela a duré six mois. Dans ce cas-ci, je ne me suis pas sentie coupable du tout. Au contraire, dès le lendemain matin, je me suis arrêtée et je me suis étudiée. Je suis contente que cela soit arrivé; j'ai l'impression d'avancer, de faire un grand pas.

— Quand vous avez d'autres déceptions, d'autres frustrations où votre mari n'est pas impliqué, comment réagissez-vous?

— Tenez, la semaine dernière, justement, ma belle-sœur m'a laissée tomber à la dernière minute. Nous devions sortir ensemble, mais ça ne lui tentait plus. J'étais furieuse. Je lui rends souvent service, mais elle ne se force pas pour autant.

— Avez-vous compensé votre déception en mangeant?

— Non, pas du tout, je suis allée prendre une grande marche. Je n'ai pas tellement de difficulté de ce côté-là. Je reviens assez vite de mes émotions et je ne suis pas portée à manger. Vous avez raison, c'est avec mon mari que j'ai des problèmes de mangeaille. C'est fou, je ne m'en étais jamais réellement rendu compte. Quand j'ai des frustrations avec les autres, je me contrôle bien; avec mon mari, je mange comme une défoncée.

En fait, Denise gagne quelque chose lorsqu'elle mange à la suite d'une contrariété avec son mari : elle le punit. Elle sait qu'il n'aime pas les grosses femmes et c'est sa façon à elle de le punir pour l'avoir contrariée. Elle tombe rapidement dans un cercle vicieux où, pour le punir, elle mange. Alors elle se sent coupable et continue à manger pour se punir elle-même. Denise à déjà un grand pas de fait dans le contrôle de son comportement. Elle a su profiter de son erreur pour mieux s'étudier, elle ne se sent plus coupable et il ne lui reste plus qu'à contrôler ses émotions, ses frustrations avec son mari comme elle le fait si bien avec les autres personnes.

Résumé

On a déjà dit que l'obésité c'est souvent un pansement sur une plaie, un pansement qui n'a jamais fait guérir une plaie. Il faut que cette plaie guérisse naturellement.

Micheline, jusqu'à 26 ans, n'avais jamais pris aucune décision, ni celle de vivre chez ses parents avec son ami, ni celle de se marier, ni celle de s'acheter une robe à son goût. Elle a mangé pour compenser son manque d'affirmation. Et pourtant, en seulement dix semaines, elle était transformée à tous les points de vue, perdant sa jalousie, gagnant beaucoup de confiance et d'estime d'elle-même. Elle pouvait prendre maintenant ses propres décisions.

Jeanne, une femme dans la quarantaine, fort dynamique, n'arrivait pas à s'affirmer, à refuser ce qui n'était pas bon pour elle, afin d'être amie de tous les autres. Elle se refusait d'être elle-même pour ne pas déplaire au autres. C'est un grand danger qu'elle court car ce n'est pas en nous détruisant que les autres vont nous aimer davantage. Veut-elle qu'on profite d'elle ou veut-elle être aimée pour elle?

Denise a profiter d'une erreur, d'une tricherie pour mieux se connaître. Pour punir son mari qui la contrariait, elle mangeait puis, se sentant coupable, elle mangeait encore pour se punir elle-même. Maintenant qu'elle connaît son problème et qu'elle a éliminé son sentiment de culpabilité face à ses tricheries, elle peut apprendre à contrôler ses émotions causées par le comportement de son mari comme elle le fait déjà si bien pour les autres personnes.

Lorsque le pansement cause autant sinon plus de problèmes que ce qui est caché, il est plus important de découvrir la vraie nature du mal et de le faire guérir véritablement.

CHAPITRE 15

IMITATION

Identification

Raymonde m'a été référée par son gynécologue pour perdre du poids. Elle l'avait consulté parce qu'elle n'arrivait pas à devenir enceinte. Depuis quatre ans elle n'employait aucun moyen anticonceptionnel et pourtant ça ne marchait pas. Son gynécologue l'a examinée et lui a fait passer tous les tests susceptibles de détecter une stérilité, mais tout était normal. Son diagnostic a été : stérilité secondaire à son obésité. Le seul traitement : perdre du poids si elle veut vraiment avoir un enfant.

Raymonde pèse 100 kilos (220 lb) exactement, 50 kilos (110 lb) de plus que son poids idéal et elle est âgée de 27 ans. Lors de sa visite au bureau, elle est accompagnée de sa mère qui, elle aussi, est fort obèse et qui semble très intéressée à avoir des petits-enfants.

Je leur explique donc la diète. Je confirme qu'effectivement les probabilités d'avoir une grossesse sont très bonnes avec une perte de poids intéressante. Lorsqu'elles quittent le bureau, Raymonde et sa mère sont très motivées, les résultats ne devraient pas se faire attendre. Après un mois de diète, elle n'a perdu que 2 kilos (5 lb) malgré des prévisions de 6 kilos (15 lb). Le moniteur de diète, un appareil spécial qui enregistre les taux de graisses perdues à partir de l'haleine, est un appareil semblable à l'ivressomètre. Semaine après semaine, il indique que Raymonde suit très mal sa diète. Ce qui est assez surprenant pour quelqu'un motivé à maigrir pour pouvoir avoir un enfant. Chaque semaine sa mère l'accompagne et semble aussi déçue des difficultés de sa fille. Lorsque je l'interroge sur l'origine de ses difficultés, les réponses sont évasives :

— On dirait que je veux et que je ne veux pas. Je ne sais pas ce que j'ai, et pourtant je désire tellement cet enfant.

Pour la visite suivante je demande à voir Raymonde seule. La mère n'est pas choquée du tout et semble très bien comprendre. Elle aussi est prête à tout essayer pour que sa fille puisse devenir enceinte.

À la visite suivante, les résultats ne sont guère plus encourageants. Raymonde est seule. Je la questionne sur différents aspects de sa vie, son mari, ses relations sexuelles, ses blocages possibles, sa motivation profonde; peu de renseignements pertinents en découlent.

Je lui demande :

— J'ai remarqué que vous semblez passablement attachée à votre mère. Est-ce que je me trompe?

— Vous avez raison, je l'aime beaucoup.

— Mais votre mère ne vous étouffe-t-elle pas trop?

— Non, pas du tout, elle se mêle toujours de ses affaires, c'est moi qui lui demande de m'accompagner.

— Comment s'entend-elle avec votre mari?

— Très bien, ils s'aiment beaucoup et elle ne se mêle pas de nos affaires de couple. Elle vient à la maison lorsqu'on l'invite et n'impose jamais ses goûts. C'est une femme extraordinaire.

— Votre père, lui?

— Ça c'est une longue histoire. Mon père buvait beaucoup et il nous battait, ma mère, mes deux sœurs et moi, lorsqu'il rentrait le soir «paqueté». Ma mère a dû demander le divorce, j'avais alors cinq ans. Nous n'avions pas d'argent, mon père est disparu et n'a jamais envoyé de pension alimentaire. Ma plus jeune sœur avait trois ans et la plus vieille six ans. Ma mère n'a jamais pleuré devant nous, elle ne s'est jamais plainte, elle a travaillé très dur, elle faisait des ménages le jour et de la couture la nuit, six ou sept jours par semaine. Nous n'avons jamais manqué de rien. C'est la personne la plus extraordinaire que je connaisse. Quand elle entreprend quelque chose, elle le réussit. J'aimerais pouvoir réussir comme elle.

— Est-ce que vous ressemblez à votre mère?

— Jamais de la vie, je ne lui arrive pas à la cheville, mais j'aimerais être comme elle, ça c'est sûr.

En disant cela, ses yeux s'illuminèrent; pour elle c'était un grand rêve inaccessible. Sa mère était la perfection même.

À la suite de ses révélations, je lui fais part de l'hypothèse suivante pour expliquer ses insuccès à perdre du poids :

— Dans le fond, je crois que vous n'êtes pas intéressée à perdre du poids pour vous.

— C'est exact, je suis bien à mon poids, je désire seulement devenir enceinte.

— Je pense que vous acceptez votre obésité qui est quand même très importante — vous pesez deux fois plus que vous ne devriez — parce que vous voulez ressembler à votre mère que vous admirez beaucoup, avec raison d'ailleurs, qui pèse aussi le double de son poids.

— Peut-être.

— Vous avez très confiance en votre mère, beaucoup plus qu'en vous d'ailleurs.

— C'est vrai.

— Et en maigrissant, vous vivez intérieurement comme un perte d'identification à votre mère et, du même coup, une perte de confiance en vous comme si vous étiez abandonnée.

— Je ne sais pas si c'est exactement comme ça. Vous me surprenez beaucoup mais je dois avouer que c'est vrai que j'aimerais être comme ma mère et que je me fie beaucoup à elle.

— Nous allons tenter une expérience. Nous allons essayer de convaincre votre mère de perdre du poids en même temps que vous. D'ailleurs ça ne lui fera pas de tort, et nous allons voir si mon hypothèse a de l'allure.

— Si vous voulez, me répond-elle.

Après avoir expliqué à la mère mes intentions, elle accepta de collaborer avec empressement. La mère et la fille se mirent donc à la même diète spéciale aux protéines et après dix semaines la mère avait perdu 13 kilos (28,5 lb) et la fille 14 kilos (31 lb) en plus de ses cinq déjà perdus. Le moniteur de diète était très bon dans les deux cas, semaine après semaine. Au bout de la onzième semaine, Raymonde a dû cesser la diète parce qu'elle n'avait plus ses menstruations et la semaine suivante son test de grossesse était positif.

Elle avait atteint son but, devenir enceinte. Mais Raymonde a encore du pain sur la planche si elle veut devenir autonome. Elle devra apprendre à développer sa propre confiance en elle tout en continuant à admirer sa mère.

Elle devra apprendre à avoir sa propre identité, à être elle-même sans se comparer aux autres. Chaque personne est unique et doit s'accepter comme elle est, avec ses qualités et ses défauts. Donner de la valeur à une autre personne ne nous en enlève pas. Vouloir acquérir certaines de ses qualités peut être stimulant, mais on ne pourra jamais être l'autre. S'empêcher d'être soi-même, c'est de l'autodestruction.

Visualisation

Suzanne a un surplus de poids important, mais elle essaie, sans vraiment essayer, diète par-dessus diète. Elle entreprend de perdre du poids lorsque la tête lui éclate; elle ressent comme des coups de marteau chaque fois que sa tension artérielle dépasse les 200/100. C'est le signal qu'elle doit perdre une dizaine de kilos (20 lb). Elle a 42 kilos (86 lb) en surplus. Le blocage de Suzanne est intéressant. Sa mère ne l'a jamais aimée et elle l'a toujours su. Ce n'était pas une fille qu'elle voulait et elle a tout fait pour en faire un garçon, mais sans grand succès cependant. Encore aujourd'hui , sa mère qui a 82 ans lui reproche de ne pas avoir été le garçon qu'elle aurait voulu. Très tôt, dès l'âge de quatre ans, elle fut placée chez sa grand-mère pour permettre à la mère de retourner sur le marché du travail comme serveuse dans un club. La grand-mère était une personne extraordinaire qui a tout fait pour lui donner l'affection dont elle avait besoin. Inutile de dire qu'elle l'aime beaucoup, c'est comme si c'était sa vraie mère. Lorsque je lui demande quelle image elle a de sa grand-mère, elle répond qu'elle la voit assise dans sa chaise berçante dans le coin de la cuisine, avec son tablier blanc, sa robe à carreaux et ses cheveux gris. Quand je lui demande si elle aimerait ressembler à sa grand-mère, ses yeux s'illuminent.

— J'aimerais beaucoup avoir ses qualités, elle était vraiment extraordinaire.

— Vous ne m'avez pas parlé de son poids.

— Oh! Elle était passablement grosse. Physiquement, je lui ressemble.

Suzanne a eu beaucoup de chagrin au décès de sa grand-mère et, depuis ce temps-là, elle sent encore un immense vide, «comme si une partie de moi avait cessé d'exister».

Comme Suzanne s'est sentie rejetée dès le bas âge par sa mère, elle a entretenu l'idée à l'intérieur d'elle qu'elle n'avait pas grand-valeur. Placée chez sa grand-mère qui était la seule personne à vraiment s'occuper d'elle et à l'aimer, elle lui donna beaucoup de valeur et s'en fit un modèle à imiter. Si elle n'avait pas de qualités elle-même, elle essaierait bien d'imiter celles des autres qu'elle jugeait valables. Le danger lorsqu'on cherche à imiter une autre personne, c'est que l'image que nous avons de cette personne nous la représente dans son état réel avec ses caractéristiques physiques. C'est cette image que nous répétons continuellement dans notre tête, qui devient notre but. Résultat : nous cherchons à imiter les qualités et les caractéristiques physiques de ce modèle auquel nous voulons ressembler. Dans le cas présent, Suzanne devra imaginer sa grand-mère plus mince, souriante, avec son tablier blanc et sa robe à carreaux, assise dans sa chaise berçante dans le coin de sa cuisine. Je lui ai suggéré de trouver une photo de sa grand-mère alors qu'elle était plus mince.

Résumé

Vous avez remarqué que les personnes qui ont tendance à vouloir imiter quelqu'un ou qui cherchent à s'y identifier, ont une faible image mentale d'elles-mêmes. Intérieurement, elles se donnent peu de valeur, ne s'estiment pas beaucoup et n'ont pas confiance en elles; alors elles cherchent à s'identifier à un modèle rassurant.

Nous verrons, dans les prochains chapitres, le rôle de cette image que nous entretenons de nous-même et la façon de l'améliorer.

Les blocages par imitation ne sont pas très fréquents, mais méritent quand même d'être identifiés pour nous assurer de meilleurs résultats à long terme. Raymonde s'identifiait tellement à sa mère que cette dernière a dû se mettre aussi à la diète pour entraîner sa fille qui a pu finalement devenir enceinte.

Suzanne recherchait les qualités de sa grand-mère parce qu'elle ne s'en trouvait pas elle-même, mais en se représentant dans sa tête sa grand-mère obèse, assise dans sa chaise berçante, elle s'identifiait aussi à ses caractéristiques physiques. Elle devra apprendre à imaginer sa grand-mère plus mince, mais surtout elle devra apprendre à être elle-même et à exploiter les nombreuses qualités qu'elle a déjà, mais dont elle n'est pas consciente en n'y attachant aucune valeur.

En douze ans de pratique médicale, toutes les personnes que j'ai vues avaient plus de qualités que de défauts, mais malheureusement plusieurs n'en étaient pas conscientes. Être soi-même et s'accepter, c'est la clé du succès.

CHAPITRE 16

L'AUTOPUNITON

Sexe et drogue

Cécile est une femme qu'on remarque. Elle a un large sourire, mesure 172 cm (5 pi 8 po) et pèse 73 kilos (161 lb). Elle a 49 ans et suit régulièrement des cours du soir à l'université pour sa culture personnelle. Elle participe à plusieurs organisations dans sa localité et sa présence est toujours un gage de succès. Elle est appréciée de tout le monde et est considérée comme quelqu'un qui réussit dans tout ce qu'elle entreprend.

Il y a huit mois, Cécile avait entrepris, pour quelques semaines, une diète qu'elle a rapidement abandonnée. Elle se présente au bureau très gênée de son premier échec. Elle a dû marcher sur son orgueil pour revenir me voir. Cette fois-ci elle décide, tout en suivant la diète, de participer à mon cours de comportement et de motivation, question de mettre toutes les chances de son côté. Les premières semaines vont bon train. Je me souviens très bien d'une de ses remarques lors de notre dixième cours :

— Ce qui me frappe le plus jusqu'à maintenant, c'est comment notre problème est simple dans le fond lorsque nous apprenons à mieux nous connaître. Je cherchais des choses compliquées pour expliquer mon obésité mais tout était dans ma tête. Je n'arrive pas à croire que je vais pouvoir enfin régler mon problème. Je vais être belle et fine, là c'est vrai.

La semaine suivante, Cécile ne se présente pas au cours. Elle laisse le message qu'elle ne peut pas continuer le programme. Ne comprenant pas les raisons de cet abandon, je communique personnellement avec elle et je la convaincs de venir me voir. Je lui explique que nous sommes au cœur de son problème et que c'est souvent un blocage qui nous incite à abandonner tout près du but. Si on arrive à l'identifier, il est ordinairement facile par la suite de l'éliminer et de réussir là où on avait toujours échoué dans le passé.

Lors de notre rencontre, elle réitère son intention de tout abandonner.

— J'aimerais comprendre. Il y a à peine une semaine vous trouviez votre problème simple et étiez confiante de réussir. Subitement, vous voulez abandonner. Est-ce que vous vous étiez trompée la semaine dernière dans votre affirmation?

— Non, pas du tout. Je vois clairement mon problème maintenant et je crois sincèrement que je pourrais réussir, mais je ne le mérite pas. C'est drôle, tout le monde trouve que je réussis bien dans la vie, mais moi pas. Tout ce que je fais, on dirait que ça ne me rapporte rien intérieurement. De toute façon, je n'ai aucun mérite et je ne mérite surtout pas d'en avoir.

— On dirait que vous cherchez à vous diminuer, à vous punir?

— Peut-être bien, et ce ne serait que juste.

— Pourquoi vous punir ainsi?

— Toute ma vie n'est qu'un fiasco. Je ne suis pas grand-chose. Il y a quatre mois, mon fils de 29 ans s'est suicidé, il a absorbé une trop forte dose d'héroïne. Je n'ai même pas été capable de donner le bonheur à mon fils, je n'ai même pas été capable de l'aider. Il m'a téléphoné la veille de son suicide et il m'a dit des choses bizarres, qu'il m'aimait beaucoup, que ce n'était surtout pas de ma faute s'il avait des problèmes de drogue, de ne pas m'en faire, que ça finirait bientôt, que je n'aurais plus à m'en faire pour lui. Je n'ai même pas compris à ce moment-là qu'il faisait son testament, qu'il avait décidé de mourir. Si je l'avais compris, j'aurais pu le faire changer d'idée, le raisonner, mais non, j'ai même raté son cri de désespoir. Tout ça c'est ma faute. C'est moi qui devrais être à sa place.

Cécile se sent coupable du suicide de son fils. C'est un phénomène courant chez les parents qui ont à subir pareille épreuve. Ils se demandent toujours où ils ont failli dans l'éducation de leur enfant. Je lui explique que je comprends son sentiment de culpabilité, mais qu'il était probablement non justifié, tout à fait inutile et qu'au cours de nos prochains rendez-vous, nous étudierions plus en profondeur ce sujet afin qu'elle se débarrasse de ce sentiment pénible.

Les rencontres ultérieures me confirment qu'elle a été une bonne mère pour son fils, qu'elle lui a donné toute l'attention et l'affection dont il avait besoin, qu'elle n'avait rien négligé pour le bonheur de son enfant. Malgré toutes ces évidences, Cécile s'accroche à son sentiment de culpabilité.

Un beau jour, elle avoue :

— Il y a autre chose dont je ne vous ai jamais parlé : je suis nymphomane. Je suis mariée depuis 21 ans, et depuis 16 ans j'ai un amant que je n'aime pas. J'aime mon mari, je suis heureuse avec lui mais quand je pense à mon amant, j'ai des crampes aux ovaires, dans le ventre, j'ai un goût irrésistible qui me pousse chez lui au moins deux après-midi par semaine pour faire l'amour. Pourtant je ne l'aime pas et je lui dis chaque fois que c'est ma dernière visite, que je ne reviendrai plus. Malheureusement, c'est plus fort que moi, je ne me comprends pas. Ça fait 16 ans que ça dure et je ne peux m'en passer.

La vraie raison de la culpabilité de Cécile était maintenant connue. Il s'agissait maintenant de comprendre les raisons de son comportement sexuel extra-marital.

Elle aimait véritablement son mari et avait toujours été une bonne épouse. Ce dernier n'a jamais su la situation et n'en a jamais souffert. C'est elle véritablement qui en a souffert, semaine après semaine, remords après remords. Elle était victime d'une force irrésistible qui finissait par la détruire, la culpabiliser du geste posé et qui l'amenait à se punir elle-même, s'enlevant tout mérite et tout droit au mérite. Après quelques mois de thérapie, Cécile a fini par bien comprendre son comportement sexuel.

Elle avait été élevée très sévèrement chez les religieuses jusqu'à l'âge de 18 ans. Comme elle se masturbait, elle avait dû s'en confesser et avait été réprimandée fortement, et pour l'inciter à cesser cette activité on l'avait avertie qu'elle pouvait développer des déviations si elle ne cessait pas.

Malgré sa bonne volonté, comme cette activité revenait, elle en a vite conclu qu'elle n'était pas normale et qu'elle ne pouvait pas se contenter d'une activité sexuelle normale, à son grand désespoir d'ailleurs. Le cercle vicieux infernal s'installa. Se croyant déséquilibrée, elle a opté pour un comportement sexuel déséquilibré, qui la culpabilisait chaque fois et détruisait l'estime qu'elle avait d'elle-même en renforçant l'idée qu'effectivement elle était déséquilibrée dans ses besoins sexuels.

À force de se répéter qu'elle était nymphomane, elle a fini par le croire, et comme ce sont nos pensées qui dictent nos actions, elle a adopté le comportement de la nymphomane qu'elle pensait être.

Une fois qu'elle eut démythifié ses besoins sexuels et accepté son comportement comme étant du passé, elle perdit sa culpabilité. Par la suite, elle se programma positivement, en mettant l'accent sur ses succès, ses qualités et elle apprit rapidement à s'estimer véritablement. La perte de poids s'ensuivit avec succès et elle a actuellement, avec son mari, une vie conjugale extraordinaire et satisfaisante sur le plan sexuel.

Séparation

Huguette s'est mariée à 18 ans pour sortir de la maison. Elle était la cinquième d'une famille de neuf enfants, dont les parents étaient très religieux.

À 27 ans, avec trois enfants en bas âge, huit, six et quatre ans, elle a dû se séparer de son mari qui sortait et buvait régulièrement. C'était un irresponsable. Cependant, la famille d'Huguette ne l'a pas pris; elle était mariée pour le meilleur et pour le pire et il n'était pas acceptable qu'elle se sépare. Ses propres parents ont été très durs pour elle et lui ont même fermé la porte de la maison familiale. Le choc d'être reniée par sa propre famille, associé à l'échec de son mariage, l'a précipitée en dépression nerveuse et a provoqué chez elle un sentiment de culpabilité qui l'habite encore aujourd'hui, à 49 ans.

Depuis ce temps, Huguette est demeurée une personne négative, aux idées noires, ayant peur de tout, sans aucune confiance en elle. Pourtant, elle s'est occupée malgré tout de ses trois enfants et elle a marié le dernier il y a six mois. Mais quand quelque chose ne va pas, elle se dit :

— C'est le bon Dieu qui me punit pour ce que j'ai fait à mes enfants.

Elle a un surplus de poids de 20 kilos (44 lb) dont elle souffre beaucoup. Elle ne pesait que 50 kilos

(110 lb) lorsqu'elle s'est mariée. Son obésité et ses idées noires à répétition sont, croit-elle, des punitions normales pour s'être séparée de son mari avec trois enfants à sa charge.

Cette petite histoire illustre bien le fait qu'un incident survenu plus de 20 ans auparavant peut continuer à provoquer un fort sentiment de culpabilité durant toute une vie. Ainsi Huguette me demande, à 49 ans :

— Trouvez-vous que j'ai eu tort de me séparer de mon mari?

Bien sûr que non, elle n'a pas eu tort. Le choix qu'elle a fait à 27 ans, compte tenu de sa personnalité, de ses enfants, de son mari irresponsable, a été le moins mauvais. Elle ne s'est pas séparée par gaieté de cœur. Elle en a souffert toute sa vie d'ailleurs, mais c'était le seul choix qu'elle envisageait pour son équilibre à elle et celui des enfants. Et, pourtant, parce que ses parents l'ont jugée trop sévèrement, parce qu'ils l'ont reniée, elle a enregistré dans sa tête un sentiment d'incompétence et de culpabilité et elle se devait d'en subir les conséquences comme une punition.

La nouvelle programmation d'Huguette ne s'est pas faite du jour au lendemain. Elle a dû réinterpréter les événements de sa séparation et des derniers vingt ans, partageant les responsabilités entre son ex-mari, ses parents et elle-même. Elle a cessé de se répéter les mêmes obsessions négatives et a très souvent fait intervenir le STOP dans sa tête qu'elle avait réussi à associer à une situation heureuse, où elle se voyait bien dans sa peau et ayant droit comme tout le monde au bonheur. La technique du STOP consiste à se dire intérieurement, et même à haute voix, tout en se l'imaginant, le mot «STOP», lorsque les idées négatives viennent, puis d'y associer une situation dont on rêve, calme et satisfaisante.

Huguette se voyait heureuse, souriante sur le bord de la mer avec ses trois enfants heureux de s'amuser tous ensemble. Les rêves qu'on imagine suffisamment fort deviennent très souvent réalité et les enfants d'Huguette ont invité leur mère à aller en vacances avec eux au bord de la mer l'été prochain. Elle a accepté avec une très grande joie.

Fille de joie

Mariette a un très gros problème de poids. Elle mesure 150 cm (5 pi) et pèse 120 kg (260 lb). Elle a essayé toutes les diètes sans jamais connaître de succès réel. Il y a quelques années, elle avait perdu avec moi 25 kilos (55 lb) et avait abandonné au moment où elle semblait sur le point de réussir, sans que j'aie pu savoir pourquoi. Cette fois-ci, je la questionnai longuement sur les raisons de ses échecs antérieurs. Elle me dit:

— Quand je vois que je maigris vraiment, j'étouffe, je me mets à pleurer pendant plusieurs jours, je suis incapable de m'arrêter jusqu'à ce que je me mette à engraisser. Là, je me sens coupable de tricher, mais en même temps on dirait que je suis contente de me punir en mangeant. Je n'arrive pas d'ailleurs à m'imaginer vraiment plus mince. On dirait que c'est normal que je sois grosse.

Dès qu'elle maigrissait, dès qu'elle pouvait constater des résultats positifs dont elle pouvait être fière, ou dès qu'on la complimentait sur son apparence améliorée, elle paniquait, se mettait à étouffer et à pleurer comme si elle n'avait pas le droit de connaître le succès et semblait accepter une punition méritée. Percevant qu'elle avait un sentiment de culpabilité en quête d'un besoin de se punir qui l'empêchait de mériter le succès, je me mis à rechercher, dans son passé, ce qui avait provoqué cette situation. C'est à l'âge de sept ans qu'elle a commencé à prendre du poids et c'est aussi à cet âge qu'elle a commencé à avoir ce qu'elle appelle des «relations sexuelles» avec un homme de 60 ans.

C'était un voisin et un ami de la famille qui venait deux ou trois fois par semaine garder Mariette pendant que sa mère s'absentait pour le travail. De l'âge de 7 à 17 ans, elle aurait entretenu cette liaison qu'elle qualifie de complète avec caresses, masturbations et pénétrations. Son sentiment face à cette situation fut partagé : d'un côté, elle aimait beaucoup l'affection et l'attention que cela lui procurait et, de l'autre, elle se trouvait coupable de participer à cette activité qu'elle savait anormale.

D'année en année elle a pris du poids, espérant, tout en se punissant, que le monsieur cesserait ses avances de lui-même puisqu'elle ne pouvait pas prendre cette décision elle-même. Une autre pensée la tourmentait : le monsieur avait pris l'habitude de glisser 25 sous sous l'oreiller après chacune de leurs relations, ce qu'elle appréciait d'ailleurs tout en craignant cependant de devenir un jour une fille de joie.

À 18 ans, elle se marie avec un homme de son âge qui est plein d'attention pour elle et qui l'aime. Elle ne peut supporter l'idée qu'elle mérite cet homme, puisqu'elle se croit coupable d'être une fille de joie. Un an à peine après son mariage, elle raconte tout à son mari avec l'espoir qu'il la jette à la porte, puisque c'est tout ce qu'elle mérite. Ce dernier agit tout autrement, se montre très compréhensif et veut l'aider à se sortir de ce cauchemar. Au lieu de l'aider, cela la culpabilise davantage : elle a un mari en or qu'elle ne mérite pas du tout.

Depuis 16 ans, malgré des enfants bien élevés, plusieurs qualités manuelles de couturière qu'elle met à profit pour habiller toute sa famille, elle ne se reconnaît aucune valeur et ne cherche qu'à se punir. Jamais elle n'aura droit au succès. Aussi, dès qu'elle maigrit, dès qu'elle voit des résultats positifs, elle étouffe et pleure sans pouvoir s'arrêter. Elle mérite d'être punie jusqu'à la fin de ses jours.

Mariette devra apprendre à assumer son passé et à le réinterpréter d'une façon plus réaliste. Elle a été séduite par un homme de 60 ans qui lui a apporté affection et attention qu'elle ne recevait pas de ses parents qui étaient souvent absents. Elle n'est pas une fille de joie et ne le sera jamais si elle ne le veut pas. Elle a déjà trop payé la faute commise, s'il y a eu faute, car à sept ans, je ne crois pas qu'elle ait été vraiment apte à assumer toutes les responsabilités de son acte. C'est plutôt cet homme de 60 ans qui est coupable d'avoir initié une jeune fille de sept ans à la sexualité.

Il lui faut maintenant perdre ce sentiment de culpabilité suicidaire qui l'empêche de vivre et qui est tout à fait inutile. Elle n'a plus le droit de se punir. Son seul droit, maintenant, est de se développer au maximum, d'exploiter les superbes qualités qu'elle a en elle, de devenir elle-même afin de vivre heureuse et d'apporter ce bonheur à ceux qu'elle aime. On donne uniquement ce que l'on a. Si elle n'a pas le bonheur, elle ne pourra pas le donner aux autres. C'est son seul devoir maintenant, devenir heureuse.

Boisson

Francine a 44 ans. Lorsqu'elle est venue me voir, il y a six mois, elle pesait 106,5 kilos (225 lb). Elle a perdu du poids admirablement bien, jusqu'à 2 kilos (4,5 lb) de son poids idéal fixé à 60 kilos (135 lb). En six mois, elle avait perdu près de 41 kilos (90 lb). Bien sûr, occasionnellement elle trichait, mais chaque fois je lui montrais comment profiter de ses erreurs pour s'améliorer. Donc, d'erreur en erreur, elle apprenait à mieux se connaître, à comprendre mieux son comportement, à bien identifier ses habitudes à changer; elle était en train de construire quelque chose de solide. J'étais très content de sa participation et je l'encourageais à persévérer : elle était si près de son poids idéal. La visite suivante fut dramatique. Elle me jeta sur le bureau la feuille du journal alimentaire que je lui avais demandé de remplir :

— Vous êtes content d'habitude quand je triche, eh bien! là vous allez être content, vous allez être aux petits oiseaux.

Elle avait triché toute la semaine, sans raison apparente. C'était la première fois qu'elle faisait ça. On sentait la volonté évidente de se détruire à mes yeux. Elle avait la larme à l'œil et ajouta :

— Je ne serai jamais capable de maintenir mon poids. Vous avez vu, j'ai triché toute la semaine. Vous perdez votre temps avec moi. Il n'y a rien à faire.

Je reste un peu stupéfait devant cette personne qui avait collaboré d'une façon merveilleuse pendant six mois, toujours avec le sourire. Finalement, je lui explique que ce désir évident de se détruire venait du fait qu'elle se sentait coupable de quelque chose qu'il nous faudrait découvrir.

— Comment étaient vos relations avec vos parents?

— Pas très bonnes, mais j'aimerais mieux ne pas en parler. Ça n'a pas d'affaire de toute façon avec mon problème de poids.

Alors je lui explique qu'effectivement cela peut avoir une importance capitale dans l'évaluation qu'elle a d'elle-même puisque nos parents sont les premiers à nous avoir influencés en bien ou en mal à un stade où tout ce que nos parents disent est parole d'Évangile.

Elle ne peut plus en parler, elle me fait signe qu'elle est bloquée et se met à pleurer. Avec patience, en posant des questions simples auxquelles elle n'avait qu'à répondre par un signe de tête au début, elle finit par débloquer. Elle était un enfant non désiré. Sa mère, pendant qu'elle la portait, avait essayé de se faire avorter et comme cela avait été impossible à l'époque, elle s'était consolée en souhaitant avoir un garçon. Elle avait déjà deux filles. Toute sa vie, depuis qu'elle a la mémoire des choses, elle a su qu'elle n'avait pas été voulue et sa mère n'avait cessé de lui répéter qu'elle avait été faite à cause de la boisson.

Son père était un alcoolique violent et elle se souvient, à cinq ans, d'avoir été battue par son père et d'avoir porté des marques aux yeux et au ventre durant plusieurs semaines. Quelques années plus tard, son père quittait le milieu familial et, par la suite, a commencé le passage régulier à la maison des nouveaux amis mâles de sa mère qui ne restaient jamais plus que quelques semaines. Et tout le temps, sa mère ne cessait de lui reprocher sa naissance et d'avoir été la dernière de la famille, contrariant ainsi ce qu'elle aurait aimé faire si elle n'avait pas eu ce dernier enfant.

C'est incroyable mais, encore aujourd'hui, sa mère qui a 80 ans la critique chaque fois qu'elle la voit et tente de la rendre coupable des inconvénients qu'elle lui a causés en venant au monde au moment où elle ne la désirait pas.

Le résultat, c'est que Francine se perçoit intérieurement comme une pas grand-chose, sans valeur puisqu'elle n'était pas désirée et n'est qu'un fruit de l'alcoolisme. D'ailleurs, elle ne comprend pas que son mari se contente d'elle; elle croit vraiment ne pas le mériter et elle lui dit souvent qu'il aurait pu facilement trouver une femme mieux qu'elle. Lorsqu'elle a vu qu'elle allait réussir à éliminer son problème de poids, elle s'est refusé ce succès parce qu'elle n'y avait pas droit et elle a tout fait pour ne pas y arriver.

Objectivement, il est très facile de constater qu'en aucun moment Francine n'est coupable d'être la dernière de la famille, ni d'être un enfant non désiré. Le fait que le père ait été ivre lorsqu'elle a été conçue ne change en rien la qualité du sperme. De grands hommes sont issus de famille où les parents étaient alcooliques. La valeur des enfants ne dépend pas non plus de la volonté des parents d'avoir des bons ou des mauvais enfants.

Il est intéressant de noter qu'un sentiment de culpabilité peut exister durant de très nombreuses années même si, en réalité, il n'a aucun rapport raisonnable avec la situation qui l'engendre. Francine n'est pas coupable d'être la dernière de la famille, ni de ne pas avoir été désirée.

Deux semaines plus tard, elle était redevenue radieuse, avait perdu les 2 kilos (4,5 lb) qu'il lui restait à perdre et entrevoyait son maintien avec confiance.

Résumé

L'autopuniton est un blocage grave qui fait plus qu'engendrer l'obésité : il empoisonne toute la vie. Il subsiste souvent durant de très nombreuses années et n'est jamais raisonnable. Nous pouvons être responsables de nos gestes et nous pouvons en assumer les responsabilités qui en découlent. Mais nous ne sommes pas parfaits et nous devons accepter nos erreurs, sans culpabilité inutile, et en profiter pour nous améliorer. Encore faut-il que nous ne soyons pas coupables des erreurs des autres. Cécile se sentait coupable du suicide de son fils et surtout d'être une nymphomane. En réalité, elle avait mal interprété certains comportements sexuels et avait continué à se faire croire qu'elle était une déséquilibrée. En agissant comme telle, elle se convainquait d'être vraiment une mère ratée et se punissait du même coup en se sentant coupable de le faire.

Huguette s'est sentie coupable de s'être séparée d'un mari alcoolique et infidèle, parce que ses parents l'ont reniée. C'est le bon Dieu qui la punit pour ce qu'elle a fait à ses enfants malgré tout ce qu'elle a fait pour eux. Et pourtant, c'est le meilleur choix qu'elle pouvait faire. En se déprogrammant et en faisant la technique du STOP, elle a appris en quelques mois à éliminer une culpabilité de vingt ans qui n'était pas justifiée. Elle peut vivre maintenant ses rêves.

Mariette s'est sentie coupable, depuis l'âge de sept ans, d'avoir eu des relations sexuelles avec un homme de 60 ans et elle s'est punie toute sa vie. Elle se croyait fille de joie et, ne voulant pas le devenir, elle s'est détruite en devenant énorme, jusqu'à 120 kilos (260 lb). Son seul devoir maintenant, c'est de connaître le bonheur qu'elle transmettra à ses enfants et à son mari. Elle n'a plus le droit de se détruire. Elle doit accepter son passé et les erreurs commises quoiqu'elle n'en partage pas toutes les responsabilités, pour s'améliorer dans l'avenir. Son devoir en tant que femme, peu importe le passé, c'est d'être heureuse et de rendre les autres heureux.

Francine s'est convaincue, après avoir pensé le contraire pendant 44 ans, qu'elle n'était pas coupable d'être non désirée et née d'un père alcoolique. Elle s'accordait enfin le droit au bonheur comme tout le monde.

La culpabilité est un sentiment négatif qui n'a pas sa raison d'être. Il est très important d'identifier les raisons profondes qui engendrent ce sentiment si vous voulez l'éliminer. Ce n'est pas la durée du sentiment qui justifie son existence. Aucune faute ne peut justifier la destruction de toute une vie.

CHAPITRE 17

LE CHOC ÉMOTIONNEL

Toujours parfait

Il y a quelque temps, un de mes amis d'enfance me rejoint par téléphone et me demande de recevoir son épouse qui désire perdre du poids. Elle a près de 30 kilos (66 lb) en trop, mais n'a jamais voulu voir de médecin. Elle a essayé quelques régimes par elle-même, mais sans succès. Je la reçois finalement au bureau. Elle est charmante et a une personnalité souriante. Elle est secrétaire dans une importante compagnie. Elle n'a pas d'enfant. Lorsque je lui demande pourquoi elle veut perdre du poids, elle répond qu'elle ne le veut pas réellement. La diète la laisse indifférente, c'est son mari qui l'a poussée à venir me consulter.

— Quand il m'a mariée, j'étais déjà grasse, ça ne lui faisait rien. Nous ne voulions pas d'enfant tous les deux. Depuis qu'il a atteint la trentaine, il a changé d'idée et il aimerait maintenant avoir un enfant et c'est pour ça qu'il me pousse à maigrir. Mais moi je n'ai pas changé d'idée, je ne veux pas d'enfant et je ne veux pas maigrir.

— Pourquoi ne voulez-vous pas d'enfant?

— Je les aime trop pour en avoir. Ce n'est pas facile aujourd'hui d'avoir des enfants. La vie est tellement difficile, les gens sont tellement à l'envers qu'on ne peut pas se permettre de mettre des enfants au monde qui risquent de souffrir. Nos deux couples d'amis ont des problèmes avec leurs enfants. Il y en a un qui doit visiter le psychologue avec leur garçon, l'autre est toujours rendu chez le médecin pour des crises d'asthme. Il y a assez de pollution dans nos villes que je ne voudrais pas que mes enfants respirent ces poisons. Avec toute l'insécurité que l'on vit, chômage, inflation, je ne crois pas que je pourrais toujours leur donner tout ce dont ils auraient besoin. Tant qu'à mettre au monde des enfants malheureux, j'aime autant ne pas en avoir, je les aime trop pour ça.

Elle avait peur d'entreprendre quelque chose parce qu'elle ne pouvait pas être certaine du résultat final. Lorsque je lui fais part de ma réflexion, elle ajoute :

— C'est vrai, je n'entreprends jamais rien si je ne suis pas certaine de réussir au départ. Je suis perfectionniste dans tout ce que je fais.

— Mais vous devez vous priver de beaucoup de satisfaction et de grandes joies dans la vie.

— Je suis heureuse comme ça, je me contente de ce que j'ai.

En cherchant à savoir pourquoi elle était perfectionniste et s'empêchait de s'engager dans beaucoup de choses, je découvre qu'elle est fille unique. Son père est décédé alors qu'elle n'avait que deux ans. Sa mère, une brave femme, couturière, a travaillé nuit et jour pour envoyer sa fille aux études afin qu'elle ait une bonne profession (institutrice). Elle avait toujours rêvé de l'être elle-même; à défaut de réaliser son rêve, sa fille réussirait. La mère mettait beaucoup de pression sur les épaules de sa fille et lui laissait sentir qu'il était important qu'elle réussisse. Vouant une grande admiration à sa mère, son plus grand désir était de la rendre heureuse.

Malheureusement, elle rata ses examens et ne put devenir institutrice, au grand désappointement de la mère. Elle-même en subit un choc encore plus grand. Ce n'était pas le fait de ne pas être institutrice qui la peinait, c'était d'avoir raté, malgré ses efforts, et surtout d'avoir causé beaucoup de peine à sa mère. Elle en fut très malheureuse. À partir de ce jour, elle se jura qu'elle n'entreprendrait plus rien sans être certaine de réussir. Plus de dix ans plus tard, elle conserve la même idée. Elle n'aura pas d'enfant de peur de ne pas réussir à rendre son enfant heureux. Elle ne suivra pas la diète de peur de ne pas réussir : «Il y en a tellement qui reprennent leur poids.» De cette façon, elle évite de décevoir les autres, et de se décevoir elle-même. Elle se contente de beaucoup moins pour éviter certaines déceptions.

Son slogan pourrait bien être «être parfaite ou ne rien faire». C'est le choc émotionnel ressenti lors de son échec pour devenir institutrice qui fut le point de départ de son blocage qui touche non seulement son obésité mais aussi toute sa vie. Elle se contente de moins, alors qu'elle pourrait tellement avoir plus. Son but maintenant dans la vie, ce n'est pas d'être heureuse en cherchant à atteindre un but difficile, mais combien valorisant, comme rendre ses enfants heureux, être à son poids idéal, être dynamique, pleine d'énergie, ouverte toujours à de nouveaux projets; non, son but, c'est d'être la moins malheureuse possible en se contentant de bien faire ce qu'elle sait faire.

La seule façon d'être heureux, c'est d'avoir des buts valorisants à atteindre. Tout le monde connaît des échecs un jour ou l'autre dans sa vie, c'est normal mais ça ne doit pas être une raison pour arrêter de foncer. Au contraire, il faut profiter de ses échecs pour améliorer ses chances de réussite la prochaine fois. C'est en se battant pour obtenir ce qu'il désire que l'homme est heureux. Aucune grande réalisation ne s'est faite du premier coup, sans embûche. Le pont de Québec est déjà tombé lors de sa construction; les ingénieurs n'ont pas abandonné et le pont rend de grands services aujourd'hui.

L'épouse de mon ami d'enfance avait le droit de rater ses examens, mais elle n'a pas le droit de rester paralysée par le perfectionnisme pour le restant de sa vie. «Je ne fais rien si je ne suis pas certaine de réussir.»

Le problème avec le perfectionnisme, c'est qu'on est bien d'accord avec le principe, la perfection n'existe pas et personne n'a à être parfait, mais pour nous, c'est souvent une tout autre affaire. On a souvent beaucoup de difficultés à accepter ses erreurs, ses échecs. C'est plus facile à dire qu'à faire. Il faut se répéter chaque fois : il aurait été préférable que je réussisse, mais j'ai le droit de me tromper et je dois profiter de cet échec pour m'améliorer.

J'ai un autre ami qui, un jour, à la suite d'un malheureux revers financier, une faillite à 38 ans, m'avait dit : «J'espère que ce revers ne fera pas que j'aurai peur de me lancer dans d'autres entreprises dans l'avenir. Si cela était, ce serait la plus grande catastrophe qui pourrait m'arriver.»

Catastrophique

Caroline a 24 ans et depuis que je la connais, ça fait près ce cinq ans, elle a toujours été particulièrement grosse, soit 126 kilos (282 lb) et 155 cm (5 pi 2 po). Elle a essayé toutes les diètes imaginables, les groupes, les médecins, mais sans succès. Cette fois, elle revient avec la ferme intention de réussir. En commençant, je lui demande de fixer les buts et les avantages qu'elle recherche dans une cure d'amaigrissement. La semaine suivante, elle me rapporte le document en question. Elle semble bien consciente de tout ce qu'elle a à gagner du fait d'être éventuellement à son poids idéal. Elle projette de se marier et d'avoir deux enfants. Elle se voit au maximum de sa forme en compagnie de ses enfants, jouant et courant avec eux. Elle veut leur donner le goût de vivre. Pas comme elle a vécu jusqu'à présent, mais comme elle aurait pu vivre. Sa motivation est extraordinaire et me laisse même un peu perplexe devant un changement d'attitude aussi radical. Semaine après semaine, son enthousiasme ne démord pas, elle perd du poids comme jamais auparavant. Curieux, je lui demande les raisons de ce déblocage extraordinaire.

— J'ai trouvé, je pense, les raisons. J'ai commencé à engraisser vers l'âge de cinq ans, lors de la séparation de mes parents. Je n'ai jamais revu mon père depuis. J'ai toujours trouvé ça épouvantable. Je n'avais jamais accepté d'être privée d'un père. Je trouvais ça catastrophique, ça ne se faisait pas, j'avais besoin de mon père; j'en avais un, mais il ne venait pas m'aider. Avec mes amies, je tentais toujours de savoir quelle sorte de relation elles entretenaient avec leur père et je leur disais comment c'était épouvantable d'en être privée. Cela m'a marquée même à l'âge adulte. Dans mes relations avec les hommes, je cherchais toujours des types beaucoup plus vieux que moi. À seize ans, j'ai vécu ma première peine d'amour. Mon ami de 32 ans m'avait laissée comme mon père m'avait laissée. J'ai pleuré pendant six mois, c'était catastrophique, épouvantable, inacceptable. Je n'arrêtais pas de me répéter ça. Quand j'essayais les diètes, sans trop de conviction, je devenais plus émotive, je trouvais ça terrible d'être privée de nourriture, ça n'avait aucun sens. Après quelques semaines c'était catastrophique, je ne méritais pas d'être à part des autres. Je devais me passer de mon père, je n'y pouvais rien, mais pourquoi me passerais-je de nourriture? Chaque fois que je lâchais ma diète je me disais : si mon père était là, lui saurait comment m'encourager à continuer. À vrai dire, ça ne fait pas longtemps que je me suis débarrassée de ce blocage. À force de m'étudier et de lire, je me suis rendu compte que j'avais été marquée profondément par la perte de mon père que je ne voulais pas accepter. J'en avais besoin et je ne pouvais pas compter sur lui. Par la suite, chaque fois que j'étais contrariée, je vivais ça de la même façon; c'était épouvantable, catastrophique. Maintenant, je réalise qu'il aurait été préférable que mon père reste à la maison, mais je peux quand même vivre normalement. Ça ne donne rien de se lamenter toute sa vie pour les choses qu'on ne peut pas changer et j'applique ça à toute ma vie. Je suis beaucoup moins catégorique maintenant. J'accepte que les choses ne soient pas toujours comme j'aimerais. Ça me fait grand bien. J'ai le goût de vivre et de laisser vivre.

Caroline a appris à contrôler les émotions qui la détruisaient en changeant sa façon de penser. Elle apprend tous les jours à vivre et à laisser vivre, à accepter ce qu'on ne peut pas changer. Elle a appris à rayer de son vocabulaire les mots catastrophique, épouvantable, effrayant, toujours, jamais. C'est à force de se répéter ces mots qu'on finit par entretenir l'habitude de toujours réagir excessivement à la moindre contrariété. Elle se répète maintenant : «Vivre et laisser vivre; j'accepte ce que je ne peux pas changer.» Et ça marche.

Aimez-moi

À la suite d'une de mes conférences, je reçois à mon bureau une femme de 40 ans, secrétaire au niveau administratif dans une société d'État. Elle pèse 102 kilos (226 lb). Elle est très dynamique. Elle me dit :

— J'ai entendu parler de vous et je vous ai écouté à la conférence; je pense que vous êtes le médecin qu'il me faut. Il faut que je perde tout mon poids en excès et je vais avoir besoin de votre aide pour y arriver. Actuellement, je suis très motivée, il n'y aura pas de problème, mais je suis très émotive et je vous demande de ne pas me laisser tomber quand j'aurai besoin de vous.

— Je n'ai pas la réputation de laisser tomber mes patientes; je vais vous aider du mieux que je peux.

Aussitôt dit, aussitôt fait. Christine sort du bureau, l'affaire semble résolue. Pendant trois mois je rencontre toutes les semaines une femme dynamique, bien équilibrée, motivée, qui réussit tout ce qu'elle entreprend. Régulièrement, elle me met en garde : «Je suis très émotive, vous ne me laisserez pas tomber?»

Un jour, la porte s'entrouvre sur Caroline. Ce n'était plus du tout la même que j'avais connue. Elle avait les yeux vagues, la mine basse. J'avais l'impression qu'elle venait d'assister à un cataclysme épouvantable.

— Je vous l'avais bien dit que j'étais émotive. Vous ne me laisserez pas tomber, docteur?

— Que vous arrive-t-il de si terrible?

— Une de mes grandes amies vient de me rejeter.

— Pourquoi? Vous êtes-vous disputées?

— Non, pas du tout, mais depuis quelques mois elle s'est convertie aux témoins de Jéhovah qui lui interdisent de fréquenter des non-converties. Comme j'ai refusé de me convertir à leur religion, elle a dû me rejeter comme amie. C'était moi ou sa religion. Elle a choisi sa religion.

— C'est probablement un choix difficile qu'elle a dû faire et ses convictions religieuses l'ont amenée à choisir sa religion. Je ne crois pas qu'elle vous ait rejetée ou qu'elle ait quelque chose contre vous. Je comprends que vous soyez désolée, mais je n'arrive pas à m'imaginer que vous soyez touchée à ce point.

— Je vous l'ai dit que j'étais très émotive. Quand mon amie m'a annoncé qu'elle devait choisir entre moi et sa religion et qu'elle avait choisi sa religion, j'ai eu le même choc que lorsque ma mère m'a placée au couvent à sept ans.

— Pourquoi votre mère vous avait-elle placée au couvent?

— Ma mère était une femme d'affaires qui avait pris la succession de mon père lorsque ce dernier est mort peu de temps après ma naissance. J'étais assez turbulente et agitée, et les nourrices ne pouvant venir à bout de moi, ma mère a décidé de me placer. Cela a été terrible, je me suis sentie rejetée par ma propre mère qui ne m'aimait pas. Toutes les fins de semaine elle venait me voir et m'apportait du chocolat. C'était sa façon, j'imagine, de faire taire sa conscience. Les premières semaines, j'ai boudé continuellement, refusant de manger et de participer comme les autres, puis, finalement, je n'ai pas eu le choix et j'ai suivi. C'est à ce moment que j'ai commencé à engraisser. Je pense que je compensais ainsi l'affection que je ne recevais pas de ma mère et les sœurs nous obligeaient toujours à finir nos assiettes. Je suis restée au couvent jusqu'à l'âge de 17 ans et demi. Quand j'en suis sortie, je pesais 80 kilos (176 lb). J'ai rencontré rapidement un homme avec qui je me suis mariée un an plus tard. J'étais déjà enceinte lors de la cérémonie. À cinq mois de grossesse, il m'a laissée tomber sans avertissement, sans explication. Je ne l'ai jamais revu. J'ai eu la même réaction qu'au couvent, je me suis sentie rejetée. Je n'aimais pas vraiment cet homme, mais j'avais besoin d'être aimée. J'ai fait une grave dépression, mais la venue de l'enfant, un beau garçon, m'a redonné le goût de vivre. Mais je suis restée très émotive. Dès que je vois que je ne suis pas appréciée, qu'on ne m'aime pas, je me sens rejetée et dans ce temps-là je mange.

Christine est une femme très bien équilibrée qui a une seule faiblesse : elle ne peut pas accepter l'idée de ne pas être aimée. Elle a vécu et interprété son placement au couvent à l'âge de sept ans comme quelque chose d'épouvantable : ne pas être aimée et surtout par sa propre mère. L'épisode de son mariage raté a renforcé la même idée : il est épouvantable de ne pas être aimée. Maintenant, dès qu'elle pense ne pas être aimée ou être rejetée, elle a une émotion très forte, elle panique et elle mange. Aujourd'hui,

Christine devra apprendre à changer sa pensée si elle veut contrôler ses émotions dévastatrices. Elle devra interpréter la situation de la façon suivante : il serait préférable que ma mère, mon mari, mon amie, tout le monde m'aiment mais ils ont tous le droit de ne pas m'aimer. C'est leur responsabilité. L'amour, ça ne s'impose pas.

Résumé

Le blocage émotionnel est insidieux, dans ce sens qu'à la suite d'un choc nous développons des façons de réagir émotionnellement que nous continuons à employer automatiquement lorsque d'autres situations nous rappellent ce qui avait déclenché la première réaction. Si bien qu'après un certain temps, nous oublions la cause de nos réactions émotives, mais réagissons automatiquement toujours de la même façon, avec la même intensité, même si la cause qui entraîne notre réaction actuelle est beaucoup moins importante. L'épouse de mon ami d'enfance qui avait vécu un choc terrible à cause de son échec à ses examens pour devenir institutrice avait développé la hantise de l'échec pour éviter les émotions intenses et désagréables qu'elle avait vécues en frustrant sa mère d'une grande joie qu'elle aurait aimé lui donner. Son perfectionnisme paralysant — «je n'entreprends rien si je ne suis pas certaine de réussir» — l'empêchait de s'engager, d'avoir des enfants et de régler son problème de poids. La peur de connaître d'autres émotions négatives l'empêchait de connaître le vrai bonheur et d'être moins malheureuse.

Caroline, par elle-même, a merveilleusement bien découvert son blocage et appris à contrôler les émotions automatiques qui en découlaient. La perte de son père n'était plus vécue comme catastrophique, épouvantable, mais comme un épisode malheureux qu'elle ne pouvait pas changer. Elle a appris et apprend de jour en jour à vivre et à laisser vivre. Rien n'est catastrophique, il y a des choses agréables et d'autres désagréables, mais ça n'empêche pas de vivre et de bien vivre. Si on laisse les contrariétés qu'on ne peut pas changer miner notre existence, il faudra bien se résigner à être malheureux.

Christine, à sept ans, avait interprété son placement au couvent comme un rejet de la part de sa mère, et sa réaction émotive qui a suivi lui a servi de modèle pour les autres situations semblables qu'elle a dû vivre depuis.

Il lui semble épouvantable de ne pas être aimée, ce qu'elle interprète comme un rejet total. Elle devra apprendre que l'amour ça ne s'impose pas.

CHAPITRE 18

LA RÉACTION

Obligation

Laurette, une veuve de 58 ans, est une cardiaque connue, ayant fait un infarctus du myocarde, il y a six ans, et qui présente de l'angine de poitrine à l'effort. Elle mesure 147 cm (4 pi 11 po) et pèse 116 kilos (255 lb). Il y a six mois, elle a été déclarée inapte au travail. Le cardiologue qui a vu Laurette à ce moment-là a été très clair : «Il ne vous reste que six mois à vivre si vous ne maigrissez pas.»

Elle est venue me voir avec la ferme intention de prolonger ses jours. Contrainte par la maladie, elle perdit assez rapidement ses premiers 27 kilos (60 lb). Elle se sentait beaucoup mieux, ayant très rarement des douleurs d'angine à la poitrine et pouvant respirer beaucoup plus facilement. À nouveau elle faisait elle-même ses courses et son ménage. Tout allait bien, l'électrocardiogramme s'améliorait mais, subitement, Laurette n'arrive plus à maigrir. Pendant des semaines, elle suivait sa diète durant cinq jours, puis le reste du temps, s'empiffrait de beignes, de crème glacée ou de chocolat.

Semaine après semaine, j'essaie de la motiver. Je lui fais sortir une ancienne photo où elle est très grosse et je lui demande d'écrire au dos tous les désavantages qu'elle ressentait à plus de 115 kilos (255 lb) : souffrance physique, souffle très court, invalidité, fatigue, peu de satisfaction personnelle. Je lui demande en plus d'écrire et de s'imaginer tous les avantages qu'elle retirerait à se maintenir à un poids acceptable pour elle : plus d'énergie, meilleur souffle, possibilité de s'occuper elle-même de ses choses personnelles, plus grande satisfaction. Rien n'y fait. Semaine après semaine, elle fait 4 ou 5 jours de diète et puis c'est la bouffe. Et pourtant, chaque fois qu'elle quitte mon bureau elle se dit : «Ça n'a pas de bon sens, mon cœur est malade, je me sens oppressée quand je mange trop. Mon médecin veut que je maigrisse, il faut que je le fasse, je n'ai pas le choix.

En la questionnant, je crois saisir qu'elle a toujours été passablement indépendante. Elle n'a jamais aimé qu'on lui dise quoi faire.

— Je n'ai jamais été capable de prendre des ordres de personne, même au travail, ajoute-t-elle. J'ai déjà perdu un emploi à cause de ça. Je me suis dit : s'ils ne sont pas contents de mon travail, je vais m'en aller et c'est ce que j'ai fait.

— Vous semblez très autoritaire?

— Effectivement, je suis très autoritaire, même avec mon fils de 28 ans. Je tiens ça de mon père qui l'était également, et pourtant je ne l'aimais pas du tout. À 16 ans il m'a battue en me frappant à la tête parce que j'étais rentrée 15 minutes en retard. Je pense que j'ai commencé à réagir plus violemment à 12 ans. Ma mère était sortie et mon père me gardait à la maison. Pendant que j'étais couchée dans mon lit, il est venu me voir, il a commencé à jouer avec mon corps et il a même sorti son pénis. Il voulait me violer mais je me suis sauvée. Avant cette histoire-là, j'étais bien à la maison mais, après, je ne prenais plus aucun ordre de mon père. Depuis, je suis toujours en réaction contre ceux qui veulent me faire quelque chose. On dirait que je me méfie de tout le monde comme si ce qu'on me demande cachait quelque chose qui ne soit pas bon pour moi.

Incidemment, le père de Laurette s'est suicidé à 60 ans en buvant trois bouteilles de thé des bois. Mais le dommage avait été fait dans la tête de sa fille. Toute obligation de faire quelque chose est maintenant perçue comme un commandement de son père qu'elle ne peut pas accepter. Elle a donc appris à réagir violemment à toute forme d'obligation. Lorsqu'elle est obligée de maigrir à cause de la maladie, elle se sent encore commandée, et elle refuse ces ordres même s'ils sont bons pour elle.

J'ai dit à Laurette :

— Vous n'êtes pas obligée de maigrir, vous n'êtes même pas obligée de vivre, c'est un choix que vous devez faire et je le respecterai. La maladie ne peut pas vous obliger. Votre médecin ne peut pas vous obliger, vos enfants, vos amis, vos parents ne le peuvent pas non plus. Ils ne peuvent que souhaiter que vous fassiez le bon choix et vous encourager dans cette voie. Vous êtes maître de votre vie et c'est votre privilège. Posez-vous les questions suivantes : Est-ce que je veux mourir ou est-ce que je veux vivre? Est-ce que je veux mourir bientôt, grosse et invalide, ou est-ce que je veux vivre plus longtemps, plus mince et plus active? Rien, ni personne, ne peut choisir à votre place ce que vous voulez faire de votre vie. La vie, c'est un choix.

Croyez-le ou non, Laurette a placé un écriteau sur son réfrigérateur, sur lequel était écrit : «Je choisis quoi, aujourd'hui?» Depuis deux mois maintenant, elle a recommencé à perdre du poids régulièrement avec le sourire.

Domination

Hélène a 18 ans, elle vit encore chez ses parents. Elle adore le patinage artistique dans lequel elle excelle d'ailleurs. Il y a quelques années, elle a participé à plusieurs compétitions où elle s'est très bien classée. Malheureusement, depuis quelques années elle a beaucoup engraissé et elle a un surplus de poids de 20 kilos (44 lb); elle n'ose plus se présenter en compétition. Ses parents enseignent le patin artistique et aimerait bien que leur fille persiste dans cette voie. D'ailleurs, c'est la mère qui l'a envoyée me voir pour qu'elle maigrisse et puisse porter les costumes de compétition qui sont très ajustés.

Après les premières semaines, Hélène se met subitement à tricher régulièrement. Sa motivation semble précaire. Lorsque je lui demande si son désir de faire de la compétition est suffisamment fort pour la motiver, elle me répond que oui, qu'elle aime beaucoup le patin artistique. Lorsque je lui fait remarquer que sa mère semblait très intéressée qu'elle maigrisse pour qu'elle renoue avec la compétition, elle fait une grimace.

— J'ai le goût de reprendre la compétition, j'ai le goût de bien porter mon costume de bain l'été prochain, j'ai le goût d'avoir un ami qui me plairait, mais chaque fois que ma mère me dit que je ne devrais pas manger telle chose, eh bien! c'est plus fort que moi et je triche deux fois plus. Je sais bien qu'elle m'aime, qu'elle veut mon bien, mais je deviens comme enragée et je fais le contraire.

Hélène est adolescente et elle a le goût de voler de ses propres ailes. Elle veut être le seul maître de sa destinée. Ce sentiment est tellement fort qu'elle préfère s'éloigner des buts qu'elle recherche pour ne plus avoir l'impression d'être dominée par une autre personne. Toute personne aime avoir le sentiment de son importance. Si on se fait imposer quelque chose, bon ou mauvais, on se sent diminué, dominé, c'est son amour propre qui est touché :

— Je suis capable de prendre mes décisions, je n'ai besoin de personne. Et si je veux faire une connerie, je suis capable de la faire.

Plus l'image qu'on a de soi est faible, fragile, plus on se sent menacé par ce qui nous est imposé et plus on a besoin de démontrer une apparence de force. Plus l'image qu'on a de soi est forte, plus on a confiance en soi; on n'a pas peur d'être dominé, on n'a pas besoin de démontrer une apparence de force.

C'est cette image qu'elle a d'elle-même intérieurement qu'Hélène devra d'abord améliorer pour developper sa confiance en elle afin de ne pas avoir à démontrer une apparence de force qui agit à son détriment. Nous verrons au chapitre 21 ce qu'il faut faire pour améliorer son image mentale.

Imposition

Nicole, 34 ans, avait un sérieux problème de poids; elle avait plus de 45 kilos (100 lb) en trop. Pendant six mois, elle travaille avec beaucoup de détermination à perdre ce poids, elle veut maigrir. Sa mère est décédée quelques mois auparavant, de diabète causé par son obésité. Il y quelques semaines, elle regardait une émission de télévision où l'on traitait du sucre. On y démontrait avec preuve que le sucre est un poison qui peut facilement devenir mortel, qu'en moyenne chaque individu en consomme plus de 50 kilos (120 lb) par année. Les images des maladies causées par le sucre étaient terrifiantes. Le diabète figurait en tête de liste avec son cortège de complications : attaque de paralysie, infarctus du myocarde et gangrène qui nécessite l'amputation. Effectivement, sa mère avait dû être amputée à deux reprises avant de mourir.

Dès que l'émission fut terminée, elle se précipita à la cuisine, s'assura qu'elle était bien seule et se fit une rôtie qu'elle couvrit de confiture aux fraises et arrosa d'une épaisse couche de sucre blanc. Jamais elle n'aurait fait ça auparavant. Voici comment elle m'explique ce qui s'est passé dans sa tête :

— Avant l'émission, je ne pensais pas du tout au sucre, ma diète allait bien et j'étais très contente. Mais pendant l'émission je me répétais sans cesse : «Nicole, le sucre n'est pas bon pour toi, tu ne dois pas en manger, regarde ce qui est arrivé à ta mère.» Ça a été plus fort que moi, j'ai mangé toute ma rôtie. C'est drôle, mais tout le temps que je me répétais que je ne devais pas faire ça, j'entendais une autre voix me dire : «Qu'est-ce qu'ils ont à me dire quoi faire, j'ai bien le droit de me suicider, si je veux.»

Comme Nicole s'est fait dicter par le programme de télévision que le sucre tue, elle a réagi contrairement au but visé et elle s'est prouvé qu'elle était maître de sa conduite.

Son attitude pourrait se résumer comme suit : «Vous n'êtes pas pour me dire quoi faire chez nous. Ce n'est pas parce que ma mère est morte du diabète que vous allez venir me dicter ma conduite et me dire quoi faire de ma vie. Et même, qu'est-ce qui vous dit que j'en veux de la vie?»

Je connais très bien Nicole, et les tests d'évaluation de sa personnalité nous ont révélé qu'elle était très passive et qu'elle manquait de beaucoup d'affirmation, particulièrement dans ses relations avec son mari.

Elle avait un très bon mari, mais elle n'exprimait jamais ses sentiments, ni ses goûts, ni ses désirs.

Même si elle en avait la chance, elle n'avait jamais pris l'habitude de le faire. C'est son mari qui décidait tout, qui imposait finalement toutes ses volontés.

Aller se faire imposer en plus une conduite à tenir face au sucre, c'en était trop. Elle allait réagir à l'inverse, c'était pour elle une façon de s'affirmer. Actuellement, Nicole apprend à s'affirmer véritablement, c'est son droit et son devoir. Elle apprend à exprimer ses émotions, ses joies, ses peines. Elle apprend à demander, à refuser, à exprimer ses goûts et ses désirs, à prendre des décisions. Son apprentissage va très bien. Son dernier contrôle des tests d'évaluation de sa personnalité a montré une amélioration considérable.

Résumé

La réaction est un blocage qui consiste à rejeter tout ce qui nous semble imposé et à faire exactement le contraire pour nous prouver que nous sommes autonomes, indépendants et suffisamment importants pour prendre soin de nous-mêmes et de notre destinée.

Laurette, à 58 ans, s'est sentie obligée de maigrir pour éviter une autre crise cardiaque. Dès que son état de santé fut amélioré, après une perte de 22 kilos (50 lb), elle a réagi aux commandements de maigrir que lui donnait son cœur et elle a triché régulièrement sur sa diète. Lorsqu'elle se sentait commandée de faire quelque chose, tant au travail que par son cœur malade, elle revivait les commandements autoritaires de son père qui lui avait déjà ordonné, à 12 ans, de se laisser violer.

Maintenant, Laurette choisit de vivre ou de mourir. Chaque jour, chaque fois qu'elle ouvre son réfrigérateur, elle lit : «Je choisis quoi, aujourd'hui?»

Hélène, à 18 ans, réagit contre sa mère, même si les deux recherchent les mêmes buts, maigrir et refaire de la compétition de patin artistique. Les adolescents et les jeunes adultes ont besoin de se prouver qu'ils peuvent fonctionner par eux-mêmes, et qu'ils sont importants. De crainte de se voir dominés par une autre personne, ils peuvent même faire tout à fait le contraire des buts visés. Plusieurs adultes sont aussi très souvent restés au même stage. Pour éliminer ce besoin de réagir contrairement à ses propres intérêts, il faut développer la confiance et l'estime de soi, en se donnant des buts et en enregistrant des succès. Hélène se répète souvent dans la journée : «Je choisis de maigrir et de renouer avec la compétition de patin artistique. Tant mieux si ma mère pense comme moi.»

Nicole ne s'est jamais affirmée, elle a toujours vécu dans l'ombre de ses parents et de son mari. C'était normal pour elle. Mais quand elle s'est fait dicter une ligne de conduite lors d'un reportage télévisé sur le sucre, elle explosa. Même si sa mère était décédée amputée des deux jambes à cause de son diabète, elle s'est dit : «Qu'est-ce qu'ils ont à me dire quoi faire? J'ai bien le droit de me suicider.»

Et elle a mangé une rôtie recouverte de confiture de fraises et arrosée de sucre blanc. Maintenant,

Nicole apprend à s'affirmer, à s'exprimer, à démontrer ses goûts, ses sentiments et à prendre ses décisions. Elle apprend à être elle-même. Bientôt elle n'aura plus besoin de réagir à ce qui lui semblait imposé. Le secret pour éliminer le blocage réaction, c'est d'améliorer l'image mentale qu'on a de soi, l'estime de la confiance en soi. Nous n'aurons plus besoin par la suite de faire la démonstration d'une apparence de force pour donner l'illusion de notre importance. Nous sommes la personne la plus importante dans notre vie et nous n'avons pas à en faire la démonstration, ni à nous-même, ni aux autres.

CHAPITRE 19

LA PEUR DE L'ÉCHEC

Rater son suicide

L'an dernier, Dorothée, 38 ans, pesait 120 kilos (246 lb). Elle avait entendu parler de mes cours de comportement et de motivation et s'y est inscrite. Au premier cours, j'expliquais l'importance de se fixer un but et de connaître tous les avantages rattachés à la réalisation de ce but.

On ne peut pas obtenir ce qu'on ne cherche pas. Si on veut réussir dans sa cure d'amaigrissement, il faut savoir le poids qu'on veut atteindre — c'est là le but — et les avantages que cela nous procurera — ce sera la motivation. L'important est de mettre l'accent sur ce que l'on veut gagner par sa cure et non pas sur ce que l'on perd. Je demandais à mes auditeurs de s'imaginer à leur poids désiré, dans les vêtements qu'ils aimeraient porter à ce moment-là, costume de bain, jeans ou robes, dans une activité qu'ils rêvent de faire. À force de répéter cet exercice, chacun arrive à recréer dans sa tête cet événement comme s'il était déjà réel et y puise la motivation à ce que ça devienne vraiment réalité.

Dorothée refuse catégoriquement de se visualiser mentalement.

— Je ne veux pas faire des rêves que je ne réaliserai pas. Je ne veux pas souffrir inutilement.

Malgré toute mon insistance, lui faisant bien voir que si elle ne croyait pas au succès, elle ne pourrait certainement pas réussir, elle refusait de se fixer un but, d'imaginer le succès final. Elle avait peur de l'échec. Elle s'abstenait d'une foule d'activités s'il y avait risque de ne pas réussir. En ne s'engageant pas à fond dans une activité, si elle ne se rendait pas au bout, ce n'était pas grave, elle avait l'excuse de ne pas s'y être vraiment engagée. Ça ne pouvait donc pas être un échec. Depuis les dix dernières années, elle avait tout essayé pour maigrir, mais sans jamais s'engager à fond dans aucun programme.

Saisissant bien sa personnalité, je m'étonnais qu'elle suive quand même mon programme et qu'elle revienne semaine après semaine. Le cours, même s'il n'est pas compliqué, demandait qu'elle s'engage à fond face à son problème de poids, et cela, elle l'avait toujours évité. De plus en plus intrigué, je lui explique la perception que j'avais de son problème et de sa personnalité et je lui pose directement la question :

— Je ne comprends pas pourquoi vous voulez continuer notre cours?

— Je peux vous le dire maintenant. Vous avez raison, je n'ai jamais été capable de m'engager à fond dans aucun programme d'amaigrissement. Et croyez-moi, actuellement, j'ai beaucoup de difficulté. J'ai failli lâcher dès le premier cours quand vous vouliez que je m'imagine mince. Je vous trouvais superficiel. Je ne sais pas pourquoi, mais j'ai l'impression, au fond de moi, que c'est ma dernière chance.

— Votre dernière chance de quoi?

Elle hésite puis enchaîne :

— Je voulais me suicider, mais en mangeant ça ne paraissait pas. Je ne voulais pas envisager de me suicider avec des pilules ou en me jetant devant le métro, tout le monde l'aurait su, ça aurait eu l'air fou. Mais en mangeant, en m'épuisant physiquement, je brûlais la chandelle par les deux bouts et ça ne paraissait pas que j'étais en train de me suicider.

— Ce désir de vous suicider en mangeant, c'était conscient ou inconscient?

— Je vous le dis, docteur, c'était très conscient. Je savais ce que je faisais. En venant ici, c'est ma dernière chance.

Dorothée ne s'aimait pas intérieurement et elle n'était plus capable d'accepter de subir d'autres échecs qui la diminueraient encore plus à ses yeux. Son état intérieur était si bas qu'elle n'espérait plus que la mort pour la délivrer de cette souffrance intérieure.

Aujourd'hui, un an plus tard, en apprenant patiemment les techniques pour améliorer son image mentale, l'estime et l'amour d'elle-même, elle a repris goût à la vie. Elle s'est finalement engagée à fond face à son problème de poids, elle pèse maintenant 68 kilos (150 lb), son poids désiré. Elle vit tous les jours ce qu'elle avait appris à rêver un an plus tôt.

Jamais à la hauteur

Christiane, 30 ans, 45 kilos (100 lb) en trop, suit une diète équilibrée de 1 200 calories depuis trois mois. Elle suit notre cours de comportement depuis le même temps. Résultat : elle a perdu 2 kilos (4 lb). Elle ne s'est pas vraiment engagée dans la diète, ni dans le cours. Elle ne fait pas son journal alimentaire, elle ne pratique pas sa relaxation ni les autres techniques suggérées. Elle semble venir faire une visite sociale, toutes les semaines, à la clinique. Chaque semaine, elle a une excuse nouvelle ou un blocage nouveau pour expliquer ses tricheries et son manque de participation.

La première semaine, elle avait un blocage bien secondaire. Son ami de 35 ans, avec qui elle vivait, lui-même très gros, ne voulait pas qu'elle perde du poids et il admirait les femmes fortes. Il apportait du chocolat et des pâtisseries tous les jours. La deuxième semaine, elle opposait minceur et apparence. En perdant du poids, ses chairs tomberaient sûrement et elle ne se trouverait pas belle, nue devant le miroir. La troisième semaine, elle alliait minceur et faiblesse. À son travail, elle fait un ouvrage d'homme : elle doit pousser un chariot contenant 16 boîtes lourdes. En perdant du poids, elle perdrait des forces et ne pourrait plus faire son travail. La quatrième semaine, il s'agissait de la perte de contact avec son corps. En perdant du poids, elle a peur de ne plus être drôle. Elle aime beaucoup faire rire les autres et son poids l'aide à réaliser cet objectif. Par exemple, l'été dernier, alors qu'elle se baladait en pédalo avec sa sœur, un sauveteur s'est précipité à l'eau pour les sauver. Il les croyait en difficulté et le pédalo en train de couler. Elle pesait 110 kilos (242 lb) et sa sœur 50 kilos (110 lb).

La cinquième semaine, elle avait peur de l'échec. À la compagnie où elle travaillait, elle avait assisté dans la semaine à une réunion du personnel et des patrons. Devant certains problèmes à régler, les patrons cherchaient les suggestions des employés.

— Je les aurais réglés leurs problèmes, ça n'aurait pas traîné. Je connaissais les solutions, mais je suis restée dans mon coin sans parler parce que j'étais trop grosse. J'en ferais des choses si j'étais mince.

Toutes les excuses étaient bonnes pour s'empêcher de s'engager. Pour elle, il valait mieux des excuses réconfortantes que la possibilité de vivre un échec qui viendrait affaiblir une image mentale d'elle-même déjà précaire.

Sa mère est une ancienne religieuse qui, sortie de communauté, s'est mariée tardivement. Elle a eu son seul enfant, Christiane, à 42 ans. Le père en avait 59. Étant des gens cultivés, ses parents la dirigèrent rapidement vers les arts. À cinq ans, elle pesait déjà 41 kilos (90 lb), ce qui était très lourd pour sa grandeur, elle devait suivre des cours de ballet. C'était une torture pour elle que de se présenter en public dans son costume de ballet trop petit et faire des pirouettes qui ne pouvaient pas être gracieuses à cause de son poids. Finalement, ses professeurs suggèrent fortement à ses parents de la diriger vers d'autres domaines artistiques.

Elle n'avait pas été à la hauteur dans le ballet, peut-être le serait-elle dans le chant, pensèrent ses parents. Malheureusement, là non plus elle n'avait pas le talent voulu pour envisager une carrière.

À 18 ans, elle prend la première décision de sa vie : elle va quitter la maison. Nouvel échec. Ses parents en tombent malades et ne manquent pas de la tenir responsable de son ingratitude à leur égard. Elle revient à la maison. Elle n'a jamais été à la hauteur.

Depuis, elle essaie d'éviter les situations où elle a à prendre des décisions et des responsabilités. Elle est convaincue qu'elle ne peut pas être à la hauteur. Elle ne veut plus vivre aucun échec comme ceux qu'elle a connus plus jeune et qui l'ont profondément blessée.

Je ne sais pas si Christiane va continuer à suivre le programme. Chose certaine, sans sa participation il va nous être impossible de l'aider. Mais si elle veut participer et si elle veut changer cette peur de l'échec en un goût de réussite, c'est sûrement possible. Le succès, c'est facile si tu y crois.

Résumé

Le blocage causé par la peur de l'échec est souvent dissimulé. Il est connu, par exemple, qu'avant de grandes compétitions comme les Olympiques, certains athlètes se blessent volontairement ou inconsciemment avant le départ. La peur d'échouer les traumatise tellement qu'ils préfèrent se trouver des excuses pour se retirer de la compétition.

Ils ont peur de vivre un échec qui affaiblirait l'image mentale, déjà très pauvre, qu'ils ont d'eux-mêmes. Ils préfèrent la solution de l'autruche qui se met la tête dans le sable pour ne rien voir, comme si le fait de fermer les yeux empêchait la réalité d'exister. C'est vraiment une solution de catastrophe. L'échec que peut subir un homme ne fait pas de lui une épave. On peut rater quelque chose, sans rater toute sa vie. L'erreur est humaine et c'est souvent elle qui nous permet d'avancer et de nous améliorer. Ce qui est encourageant, c'est que plus on fait d'erreurs, plus on s'améliore. Pouvez-vous vous imaginer comment extraordinaire vous seriez si, à chaque erreur que vous avez faite dans votre vie, vous vous étiez amélioré de seulement un pour cent!

Dorothée se sentait si fragile qu'elle était hantée par l'idée de connaître un échec qui la détruirait complètement. Elle a tellement souffert de son état qui la paralysait, qu'elle a consciemment décidé de se suicider en mangeant. C'est notre cours de comportement et de motivation, sa dernière chance, qui a éveillé chez elle l'estime et l'amour d'elle-même et qui lui a donné le goût de vivre, de foncer et de s'engager dans la vie. Elle n'a plus peur de l'échec, maintenant elle s'en sert.

Christiane refuse de s'engager, elle a beaucoup de blocages qui masquent son vrai problème : la peur de l'échec. Le premier fut vécu très violemment à cinq ans lors de ses représentations de ballet en public; vêtue d'un costume trop petit avec un manque de souplesse évident à cause de son poids, elle a enregistré dans sa tête les souffrances amères d'un premier échec. La maladie de ses parents lors de son départ de la maison a renforcé les souffrances associées à l'échec. Lorsqu'elle est dans des situations de réussite, elle n'est jamais à la hauteur. Elle préfère maintenant éviter ces situations, ne s'engager dans rien, ne pas faire face à son problème de poids, pour éviter des échecs traumatisants. Avec sa participation, une bonne programmation et du temps, Christiane a le droit d'espérer des jours meilleurs. Le succès, c'est facile, si tu y crois.

CHAPITRE 20
<u>LA PEUR DU SUCCÈS</u>

Vivre à 50 ans

Pauline a un surplus de poids de 27 kilos (60 lb). Après les premières semaines de diète sans tricherie, elle commence à se plaindre que le sucre lui manque beaucoup. Quelques semaines plus tard, elle est sur le point d'exploser; toutes les nuits elle rêve au sucre, elle se voit en train de manger un dessert ou une pâtisserie qui sont extraordinairement bons.

Voyant que Pauline accumulait beaucoup de frustrations, je lui suggère ceci :

— Je n'ai pas d'objection à ce que vous mangiez votre pâtisserie préférée, je vous le permets.

— Mais docteur, je n'ai pas le droit de tricher. Toutes mes diètes, avant ça, je les abandonnais après ma première tricherie. Je voudrais essayer de continuer plus longtemps cette fois-ci.

— Je crois sincèrement que la perfection n'est pas de ce monde et qu'il est tout à fait normal qu'une personne triche. J'ai rarement vu des personnes parfaites pendant toute leur diète. Je me souviens d'une patiente qui n'avait jamais triché pendant cinq mois et que j'ai dû faire voir finalement à un psychiatre parce qu'elle souffrait d'une personnalité trop obsessive qui la détruisait. C'était tout l'un ou tout l'autre, jamais de milieu. Je pense qu'on a le droit de tricher, mais pas de lâcher. Une tricherie, c'est une petite erreur qui nous permet de mieux connaître notre comportement et nos habitudes. Attention, je ne vous encourage pas à tricher, mais si cela devait arriver, profitez-en pour vous améliorer.

Pauline semblait rassurée à l'idée qu'elle pouvait tricher, qu'elle n'était pas obligée d'abandonner et que, finalement, c'était humain.

— Je vous propose le test suivant, lui dis-je. Vous êtes très frustrée actuellement de ne pas avoir mangé quelque chose de sucré depuis près de deux mois. J'aimerais que, si vous faites vous-même le choix d'en manger, vous fassiez une distinction. Premièrement, remarquez seulement le goût de ce que vous allez manger, sans faire intervenir la tête et, deuxièmement, remarquez bien ce que vous pensez de cet événement. Nous en reparlerons à votre prochaine visite.

La semaine suivante, elle se présente, radieuse, au bureau.

— J'ai compris, docteur, c'est fantastique. J'ai été reçue en fin de semaine chez ma sœur et elle avait préparé du gâteau au fromage. Je raffolais de ce dessert avant ma diète. Je me souvenais de ce que vous m'aviez dit et je ne voulais pas devenir folle pour être suivie par un psychiatre par la suite. Alors j'ai décidé d'en manger. Sur le coup, j'ai trouvé ça extraordinaire, c'était très bon, mieux qu'avant. Comment avais-je pu m'en passer si longtemps? Je l'ai dégusté très lentement. Rendue chez moi, j'ai pensé à vous et à la distinction que vous m'aviez demandé de faire entre mon goût et ma tête. Vous aviez raison, le gâteau au fromage était trop riche, j'ai même eu de la difficulté à le digérer. Dans le fond, j'en avais déjà mangé du bien meilleur.

Pauline venait de découvrir qu'elle goûtait plus avec sa tête qu'avec sa bouche. Et c'est toujours comme ça, parce que le goût change très rapidement en moins de 21 jours si on se prive complètement de cet aliment pendant tout ce temps. Après, si on trouve ça encore extraordinaire, c'est que la tête n'a pas changé son goût et elle est toujours plus forte que la bouche.

Pauline se sentait privée depuis deux mois de sa seule joie, manger du dessert, et elle avait hâte comme tout le monde de connaître aussi certaines joies de temps en temps. Elle vivait depuis 15 ans avec un homme malade. Son mari était un cardiaque avancé et il ne travaillait plus depuis assez longtemps. La moindre contrariété et le moindre effort provoquaient chez lui des crises d'angine. Étant très anxieux et ayant peur de mourir, il ne voulait pas qu'elle sorte de la maison et plus particulièrement depuis qu'elle était elle-même au repos à la suite d'un accident de travail. Les traitements de physiothérapie avaient été un échec et les médecins lui avaient recommandé l'opération qu'elle avait refusée.

— Ma vie ne vaut pas grand-chose, ma seule joie c'est de manger du sucre.

Voilà pourquoi sa tête était plus forte que sa bouche. Est-il possible que les seules joies qu'une personne puisse avoir soient de manger? J'essaie alors de lui démontrer que si elle veut, malgré sa situation difficile, elle peut trouver dans sa vie des motifs de satisfaction et de bonheur plus grands que le sucre ou les desserts. Elle semble réceptive à cette idée, mais quelque chose la bloque. À la visite subséquente, la réponse est venue.

— Je pense que j'ai trouvé ce qui me bloquait, mais je suis mal à l'aise pour vous le dire. J'ai peur de maigrir parce que je ne sais pas ce que je ferai par la suite. Ça fait tellement longtemps que je me sens étouffée, j'ai peur de ce que je ferais si je venais à mon poids idéal. J'ai l'impression que j'exploserais, que rien ne m'arrêterait, j'ai tellement de temps à reprendre. J'aurais peur que mon mari en souffre. S'il fallait qu'à cause de moi il fasse une autre crise cardiaque et meure, je ne me le pardonnerais jamais. Il a toujours été bon pour moi, je ne peux pas lui faire ça.

Pauline avait peur du succès et de son comportement qui en découlerait. Elle était tellement frustrée de son état actuel qu'elle avait peur de ses réactions si elle venait à maigrir. Elle ne voulait en aucun cas que son mari en souffre.

Graduellement nous avons travaillé ensemble l'idée qu'elle n'avait pas le droit de se détruire pour une autre personne. Chaque personne ne peut vivre que pour elle-même; il est absolument impossible qu'on puisse vivre pour une autre personne, fût-elle notre enfant, notre père, notre mère ou notre mari.

Tout en apprenant à mieux vivre pour elle-même, elle en ferait bénéficier aussi son mari. Une personne déprimée ne peut que semer de la dépression autour d'elle, une personne heureuse ne peut que semer du bonheur. Elle se laissa finalement convaincre qu'elle avait le droit d'être heureuse. Elle pratiqua régulièrement durant un mois une technique d'auto-suggestion que j'ai enregistrée sur cassette (maigrir par suggestion) et qui porte sur le droit au succès.

Les résultats furent extraordinaires. «J'ai découvert la vie, une nouvelle vie. Avant, j'étais morte.» Elle décida de se faire opérer pour son épaule. Sa vie en valait maintenant la peine, la nourriture n'était plus sa seule joie. À 50 ans, elle avait découvert la vie.

Peur de son corps

Ginette est célibataire, elle vit seule en appartement. Elle est âgée de 27 ans et pèse 91 kilos (201 lb), près de deux fois son poids idéal. Je l'ai rencontrée dans une soirée chez des amis. Sa tenue vestimentaire laissait à désirer, ses cheveux, quoique propres, semblaient avoir été abandonnés à eux-mêmes. Elle était, hors de toute attente, intéressante. Comme dans toutes les bonnes soirées qui se respectent, la conversation a débouché sur la dernière diète à la mode. Ginette prend position radicalement contre toute forme de diète et, pourtant, elle en aurait grandement besoin.

— Je veux être aimée pour moi, pas pour mon corps, lança-t-elle. J'ai beaucoup de vrais amis qui m'aiment pour moi-même et j'aurais peur de perdre leur amitié si j'étais plus mince. Ils s'intéresseraient peut-être plus à mon corps qu'à moi.

Elle explique que son meilleur ami vit avec une autre femme et qu'ils ont beaucoup de plaisir à se rencontrer. Elle vit intensément cette amitié qu'elle aurait peur de perdre si elle maigrissait parce que, à ce moment-là, interviendrait l'attrait sexuel.

Ginette avait bâti sa vie en favorisant le développement intellectuel et l'amitié. Elle s'était amputée volontairement de tout son côté physique et sexuel. Comme j'exprimais l'idée que le corps faisait partie intégrante de l'être humain et qu'éliminer volontairement et consciemment une partie de ses capacités physiques, intellectuelles ou spirituelles équivalait à de l'automutilation, à un manque de respect de ce que nous sommes en tant qu'être humain, elle me demanda si j'aimerais quand même ma femme «si elle était pleine de boutons».

— Si ma femme était atteinte d'une maladie de peau, j'en serais sûrement peiné, mais j'aimerais quand même ma femme. Je l'aiderais à supporter cette affection dont elle ne serait pas responsable. Ça ne lui enlèverait rien au respect qu'elle a d'elle-même. Mais si elle ne se respectait pas elle-même, je ne crois pas que je pourrais la respecter. Si quelqu'un ne s'aime pas suffisamment pour développer toutes les qualités et les richesses qu'il a en lui, c'est difficile de demander à une autre personne de l'aimer. J'aime beaucoup ma femme. Elle m'a donné beaucoup de bonheur. Elle m'a toujours encouragé dans toutes mes entreprises et m'a donné trois merveilleux enfants. Elle a le respect d'elle-même et va au bout de ses qualités. Si elle devenait grosse, par maladie, je l'aimerais sûrement autant et je l'encouragerais à supporter cette épreuve; mais si elle perdait le respect qu'elle a d'elle-même, si elle engraissait par négligence et ne faisait aucun effort pour s'améliorer, je ne sais pas si j'aimerais autant une personne qui ne s'aime pas suffisamment pour être au maximum de ses possibilités.

Finalement, Ginette et moi sommes restés seuls dans un coin, poursuivant notre conversation. Subitement, elle s'arrête de parler, me regarde droit dans les yeux et me dit :

— Si j'étais mince et svelte, je ne sais pas ce que je ferais.

Elle hésite et poursuit :

— Je pense que je ferais courir les hommes.

Nous étions arrivé au moment de la confession. Ginette était profondément frustrée de son état et de son manque de sexualité. Par réaction, elle avait peur d'elle-même et de son comportement si elle venait à perdre du poids.

Elle avait peur aussi de devoir subir une chirurgie esthétique pour ses seins qui seraient alors tombants. La simple pensée d'être opérée l'effrayait au plus haut point. Elle avait peur du succès. Elle avait peur, en maigrissant, de perdre ses amitiés qui étaient sécurisantes pour elle; elle avait peur de devenir un corps sans tête et de faire courir les hommes, elle avait peur d'être opérée. Toutes ses peurs l'empêchaient de croire au succès. Elle avait préféré jusqu'à maintenant se contenter d'un bonheur d'occasion. Quand nous nous sommes quittés, elle semblait songeuse et m'a laissé voir qu'elle viendrait me consulter pour son problème.

Les peurs que nous entretenons sont très souvent déraisonnables et sans aucun rapport avec la réalité, mais elles sont les grandes responsables des limites que nous nous imposons. C'est la peur qui nous empêche de nous programmer avec succès. Notre puissance est infinie, mais le manque de confiance en nos moyens nous paralyse. Ginette devra se débarrasser des peurs qui la privent d'être elle-même. Elle devra croire en elle et se programmer positivement pour aller au bout de ses possibilités. Elle aura alors le respect d'elle-même. L'être humain n'est heureux que lorsqu'il réalise l'ensemble de ses possibilités.

Rien pour moi

Isabelle a 22 ans. Elle est très jolie, toujours souriante et elle a tout pour réussir. Pour son problème de poids, elle a une quinzaine de kilos (plus de 30 lb) à perdre, elle recherche des solutions miracles. Si après trois semaines elle n'a pas perdu 7 ou 8 kilos (15 à 17 lb), elle abandonne. Cette fois-ci, j'essaie de savoir ce qui la motive à vouloir perdre du poids. Elle suit des cours d'hôtellerie et elle est bien consciente que si elle veut trouver un emploi dans ce domaine, elle aura plus de facilité si elle est à son poids idéal. Durant le premier mois de diète, en suivant un jeûne aux protéines, elle perd 9 kilos (20 lb). Tout va pour le mieux, elle se sent en grande forme, elle n'a absolument pas faim, elle est remplie d'énergie pour bien poursuivre ses études en hôtellerie et elle est très heureuse. Dans la semaine qui suit, elle abandonne sa diète sans explication. Je la rencontre quelques mois plus tard dans une réunion d'affaires. Elle a maigri, elle est à son poids idéal, elle est avocate, et ne me reconnaît pas.

— Vous avez probablement rencontré ma sœur. Nous sommes des jumelles identiques. La seule chose qui nous différencie actuellement c'est le poids. Elle est obèse.

J'en profite pour en savoir plus long sur le comportement bizarre de sa sœur.

— Isabelle abandonne toujours près du but. Elle a essayé d'innombrables diètes qu'elle n'a jamais terminées. Elle change d'emploi deux ou trois fois par année. Avec sa belle personnalité, elle n'a aucune difficulté à se trouver un emploi, mais dès qu'on lui accorde une promotion, qu'elle ne demande jamais d'ailleurs, elle quitte son emploi sans tambour ni trompette. Dernièrement, elle a abandonné son cours en hôtellerie. Par suite de sa perte de poids elle avait eu plusieurs invitations d'hommes, étant dans un milieu qui se prête bien à ça. Elle a paniqué devant sa popularité récente et a laissé la diète en plan.

Chaque fois qu'Isabelle est sur le point de réussir à son travail, face à son problème de poids et dans ses relations avec les hommes, elle abandonne. Elle a peur du succès. En fait, elle pense qu'elle n'a pas le droit de réussir. Elle s'est toujours sentie inférieure à sa sœur jumelle, même si les deux ont eu la même éducation et que la mère ait fait son possible pour ne pas établir de préférence. Isabelle a toujours pris sa sœur comme modèle. Elle l'aime beaucoup et rêve de lui ressembler, pas seulement par son physique mais surtout par sa personnalité, tout en sachant que c'est impossible. Elle se dit qu'elle n'a à peu près pas de qualités, que c'est sa sœur qui a hérité de toutes les valeurs intérieures puisqu'elle réussit très bien tout ce qu'elle entreprend, ses amours et sa profession, alors qu'elle, elle échoue dans tout. Parce qu'elle est convaincue de ne pas avoir de valeur, elle ne peut pas réussir. Elle ne se donne pas le droit et encore moins le mérite. S'il lui arrive de vivre des succès, elle ne s'en donne pas le crédit, c'est la chance. Comme son entourage et ses patrons la trouvent souvent extraordinaire, elle interprète cela comme si les gens voulaient profiter d'elle ou ne pas lui faire de peine. L'image mentale qu'elle a d'elle-même est très faible, puisque c'est sa sœur qui a hérité de tout. Le comportement qui s'ensuit en est un de perdant.

Isabelle devra cesser de se comparer et de vouloir être sa sœur jumelle. Elle a hérité aussi de nombreuses qualités et d'un potentiel aussi grand que celui de sa sœur. Mais ce ne sont pas nécessairement les mêmes qualités. Même si elles sont jumelles, elles ont leur personnalité propre et leur valeur propre. Le soleil brille pour les deux et il y a de la place au sommet pour que les deux réussissent, chacune dans son domaine. Isabelle gagnerait à s'éloigner de sa sœur avec qui elle vit et à prendre ses responsabilités seule pour développer sa confiance en elle. En même temps, elle devra améliorer son image mentale en utilisant les techniques que nous verrons au chapitre suivant. Elle a le potentiel pour réussir, elle a le droit de réussir et elle le mérite comme tout être humain sur terre. Le succès, c'est une habitude, celle de ne pas lâcher avant d'avoir atteint son but.

Millionnaire

Claude a 36 ans. Il a un surplus de poids de 36 kilos (80 lb). Souffrant beaucoup de son obésité physiquement, il refusait toujours les invitations que lui adressaient ses enfants d'aller jouer avec eux parce qu'il ne pouvait plus les suivre à cause d'un manque de souffle et d'énergie. Il décida de suivre une diète sévère pour perdre cet excès de poids. Les premiers 27 kilos (60 lb) furent perdus rapidement en trois mois. Puis ce fut le jeu du yo-yo. Lorsque je lui demandais pourquoi subitement il avait bloqué, il me répondait :

— Je sais que je peux me rendre à mon poids idéal. Il ne me reste que quelques kilos pour y arriver mais on dirait que j'ai peur de ne pas être capable de me maintenir, je ne me sens pas encore assez sûr de moi, alors je fais durer le plaisir.

Pourtant il avait changé plusieurs habitudes et plusieurs goûts. Il avait déjà dit :

— Enlevez-moi la faim et vous verrez que je ne serai pas gros longtemps.

Or, il n'avait plus faim, il n'avait plus ses mauvaises habitudes, ni les mêmes goûts. Pourtant il n'arrivait pas à franchir la barrière du 90 kilos (200 lb). Pendant deux mois, il continua le même petit jeu sans cesser de venir me voir. Puis il commença à être dépressif. De semaine en semaine sa dépression s'accentua et il finit par m'en avouer la cause : il était en train de faire faillite dans son commerce. D'une façon tout à fait inattendue, ses créanciers s'étaient mis contre lui pour qu'il remette sur-le-champ ce qu'il devait, en dépit du fait que son commerce fonctionnait normalement bien. Ce n'est que deux semaines plus tard qu'il m'avoua que c'est son propre père qui avait provoqué sa faillite, étant le principal créancier. Il avait, en plus, fait des pressions auprès de la banque pour que cette dernière n'avance pas les fonds nécessaires. Son père n'acceptait pas sa façon d'opérer le commerce et, après une violente discussion, il jura de mettre son fils en faillite.

Il fit saisir tout ce que son fils possédait, même sa voiture. Claude avait une femme et deux enfants de 9 et 12 ans. À 36 ans, il venait de perdre tout ce qu'il avait. C'était pour lui une perte de 100 000 $, ses efforts de plus de vingt ans. Mais ce qui était encore plus difficile à accepter pour lui, c'était sa faillite en tant qu'homme. Ce qu'il vivait dans sa tête continuellement se résumait à ceci : pour

qu'un père écrase son fils de la sorte, il faut que le fils l'ait mérité et ne soit pas digne de l'amour du père.

Claude ne s'est jamais senti aimé à la maison. Même à huit ans, ça ne faisait rien à ses parents qu'il passe trois jours dans le bois. Après la séparation de ses parents, il fut placé pensionnaire de 12 à 16 ans. Malgré tout, il vouait une grande admiration à son père; il aurait aimé être comme lui. Il était un symbole de force, de courage et de confiance en lui. Pendant sept ans, il fut sans nouvelle de son père. Cette absence ne fit qu'amplifier ses qualités; plus quelqu'un dont on a besoin nous manque, plus on l'idéalise et c'est ce que fit Claude. Aujourd'hui, avoir été puni de la sorte par son père qu'il ne cessait d'admirer, c'était la confirmation de sa faillite en tant qu'homme. Dans le fond, il avait toujours su qu'il n'était pas grand-chose. Lorsqu'on se croit un bon à rien, on agit toujours dans le même sens. Dans tout ce qu'il a fait, Claude s'est toujours contenté du minimum; gagner suffisamment d'argent pour que sa femme et ses enfants ne manquent de rien. C'était son devoir d'assurer le strict nécessaire à sa famille. Une fois ce devoir rempli, il ne s'accordait aucun autre droit, surtout pas celui... de réussir pour lui-même. Il en était à son troisième commerce et chaque fois qu'il arrivait près de réussir ou qu'il devait prendre de l'expansion, il se trouvait des excuses, travail accru, stress, pour se convaincre qu'il devait abandonner. Il avait peur du succès et il ne le méritait pas parce que son père lui avait toujours dit qu'il ne valait pas grand-chose.

Chaque fois qu'il échouait, il se prouvait à lui-même que son père avait raison.

Deux mois plus tard, après que je l'eus suivi régulièrement, il me dit textuellement ces paroles :

— Cette faillite, ce fut la meilleure chose qui ait pu arriver dans ma vie.

Ses amis pensent qu'il est tombé sur la tête. Comment se fait-il qu'un homme qui vient de connaître une faillite aussi importante puisse être aussi heureux de ce qui vient de lui arriver?

Claude a raison d'être heureux, il est aujourd'hui «millionnaire». Ne vous trompez pas, il n'a pas hérité, il est toujours sans travail et sans le sou, mais il est millionnaire. Il vient de trouver la richesse qu'il avait en lui et qui dormait. Il vient de prendre conscience des merveilleuses possibilités qui l'habitent. Il a enfin compris que ce n'est pas ce que nos parents pensent de nous qui nous donne nos valeurs. Ils peuvent bien ou mal nous programmer, ils peuvent favoriser ou pas le développement de nos aptitudes, mais notre potentiel à réussir est toujours présent avec ou sans leur accord. Bien entendu, ils ont un rôle important à jouer dans notre programmation car ils sont très importants à nos yeux. Enfants, nous croyons qu'ils connaissent tout et nous nous laissons programmer avec confiance même s'ils sont complètement dans l'erreur. À l'âge adulte, nous pouvons juger ce qui a été une bonne ou une mauvaise programmation, nous pouvons ensuite nous déprogrammer et nous reprogrammer positivement.

Maintenant Claude ne veut plus s'imposer de limite, il veut toujours aller de plus en plus loin. Son comportement à la maison avec sa femme et ses enfants est transformé. Il est beaucoup plus patient, compréhensif. Il se comprend mieux, s'aime mieux, comprend mieux les autres et les aime mieux. Il accepte ses erreurs et celles des autres, il en rit au lieu de devenir agressif comme avant. Quant à son père, il ne le déteste pas, il le prend plutôt en pitié mais jamais plus; toutefois, il ne lui fera pas confiance. À ses amis qui ne comprennent pas sa nouvelle attitude, il explique :

— Avant, j'étais dans la course, j'ai lâché les guides de mon cheval et j'ai perdu; maintenant je reprends la course, j'ai changé de cheval et j'ai l'intention de gagner.

Résumé

Lorsque je demande à quelqu'un : «Avez-vous peur du succès?», la réponse, le plus souvent, est : «Bien voyons donc, sûrement pas.» Lorsque vous vous poserez cette question, attendez avant de répondre et étudiez attentivement votre comportement. Nous avons, par suite de notre éducation, de nos expériences passées et des influences de la société, enregistré dans notre tête une image mentale de nous-même avec nos forces et nos faiblesses que nous croyons normales et inchangeables. Si l'image que nous avons de nous-même est celle d'un faible, celle d'un perdant, elle nous conduit directement à l'échec. Si nous nous croyons faible intérieurement, nous savons que nous ne pouvons pas réussir et supporter les responsabilités qui découlent du succès.

Pauline, à 50 ans, avait peur d'elle-même et de son comportement vis-à-vis de son mari cardiaque si elle venait à maigrir. Elle avait peur qu'en s'affirmant elle provoque une crise cardiaque chez son mari dont elle se serait sentie coupable toute sa vie. Elle a appris à développer sa confiance en elle, à vivre une nouvelle vie dont elle peut maintenant faire partager certains bénéfices à son mari. On ne peut que donner que ce qu'on a. Pauline découvre le bonheur et elle peut le donner aux autres maintenant.

Ginette a toujours eu peur d'être aimée pour son corps qu'elle a négligé le plus possible. Elle croyait qu'en perdant le respect de son corps on gagnait celui de l'esprit. Elle entretenait des peurs déraisonnables qui l'empêchaient d'être elle-même. Elle avait peur de sa sexualité, elle avait peur d'être opérée pour une chirurgie esthétique des seins. Elle avait choisi de s'amputer d'une partie importante d'elle-même, son physique, pour vivre quelques bonheurs d'occasion. J'ai bien confiance qu'elle se débarrassera de ses peurs pour apprendre le respect et l'amour de soi, afin de réaliser l'ensemble de ses possibilités.

Isabelle s'est toujours sous-estimée parce qu'elle croyait que sa sœur jumelle avait tout eu et qu'il n'était resté rien pour elle. Elle devra cesser de se comparer et de vouloir être l'autre. Elle a ses qualités et sa valeur propres dont elle devra prendre conscience pour développer l'estime et la confiance d'elle-même.

Claude a dû subir deux faillites avant de croire en lui et au succès. À 36 ans, il a tout perdu sur le plan financier et il avait tellement peu de valeur, que même son père ne l'aimait pas et l'avait jeté sur le pavé. Ce fut la meilleure chose qui ait pu lui arriver, il a pris conscience de sa valeur réelle et il a changé de cheval dans la course de la vie. Il a bien l'intention de réussir cette fois-ci. Il était «millionnaire» et il ne le savait pas.

CHAPITRE 21

EN ROUTE VERS LE SUCCÈS

Rôle de l'image mentale

La plus grande découverte de ce siècle dans le domaine de la psychologie fut celle de l'image mentale. À l'intérieur de nous-même nous entretenons le portrait de ce que nous pensons être vraiment, avec nos faiblesses et nos forces. Nous pouvons jouer la comédie aux autres, mais pas à nous-même. Nous pouvons essayer de faire croire aux autres que nous sommes bons, mais intérieurement la réalité peut être différente si nous avons une image mentale de faiblesse. Pour chaque activité que nous faisons, nous avons une appréciation différente de nos valeurs : par exemple, vous savez que vous êtes bonne couturière, bonne cuisinière, mauvaise au golf, mauvaise à suivre une diète, bonne dans vos relations avec vos amis, mauvaise à maintenir votre poids, etc. Chaque activité à laquelle chacun est confronté est évaluée à l'intérieur de lui-même selon l'aptitude qu'il a à bien ou mal la réussir. Cette évaluation de nos forces et de nos faiblesses, de nos qualités et nos défauts, c'est notre image mentale.

Elle est formée par ce que nous pensons de nous-même. Si nous n'avons jamais joué au golf, nous pensons que nous ne pouvons pas réussir la première fois à bien jouer. Si nous avons connu des échecs dans telle activité dans le passé, comme de suivre une diète, nous pensons que nous sommes incapables de le faire et nous n'avons pas confiance en la réussite. Notre image mentale est donc formée de ce que nous pensons de nous-même à partir de nos expériences passées. C'est l'interprétation que nous faisons de nos bons coups, de nos échecs, de nos triomphes, de nos humiliations et de l'appréciation positive ou négative des autres à notre égard, et plus particulièrement pendant l'enfance, qui façonne notre image mentale.

Deux découvertes importantes sur l'image mentale ont révolutionné notre façon de comprendre et d'améliorer le comportement humain.

1) Toutes nos actions sont *toujours* en fonction de notre image mentale. Nous sommes ce que nous pensons être. Si nous pensons ne pas être capable de jouer au golf, parce que nous n'avons jamais joué, donc jamais réussi, ou parce que nous avons déjà mal joué et avons connu l'échec, nous n'avons pas confiance de pouvoir réussir et notre comportement qui s'ensuit en est un de «pas bon au golf». Si vous

pensez que vous êtes incapable de perdre ou de maintenir votre poids, à cause de vos échecs passés, vous aborderez votre prochaine diète convaincu de ne pas réussir et le résultat sera automatiquement comme vous pensiez : un échec qui renforcera votre pensée que vous êtes incapable de régler votre problème de poids. C'est un cercle vicieux qui fait dire que le succès comme l'échec est une habitude. Malgré toute notre bonne volonté et les meilleures intentions de la terre, c'est notre image mentale qui dicte notre comportement. Je suis convaincu que tous ceux qui échouent et qui recommencent diète après diète ont plus de volonté que la moyenne des humains sur cette terre. Mais la volonté 100 % du temps, ça n'existe pas. S'ils échouent, c'est à cause de l'image mentale qu'ils entretiennent sur eux, sur leur faiblesse.

2) L'image mentale peut être changée. Victor Seribriakoff fut, jusqu'à l'âge de 32 ans, un «pas grand-chose». Il changeait continuellement d'emploi, ne réussissant même pas à garder les plus simples. À 15 ans son professeur lui avait dit qu'il n'était pas très intelligent, qu'il aurait beaucoup de difficulté à réussir et il lui suggéra même d'abandonner ses études, ne pouvant espérer aucune amélioration. Il était un «pas grand-chose». Victor en fut convaincu et, pendant les 17 années suivantes, il se comporta exactement comme son professeur le lui avait prédit. À 32 ans, une transformation majeure s'opéra dans sa vie. Par hasard, alors qu'il postulait un emploi très modeste, il dut passer un test d'intelligence. Son résultat indiqua 161; il avait le quotient

intellectuel d'un génie. Devinez ce qui arriva. Convaincu qu'il était un génie, il se mit à se comporter comme tel. Il se mit à écrire des livres, inventa plusieurs choses et devint un riche homme d'affaires. Sa réalisation la plus spectaculaire : il devint le président de la société internationale *MENSA* dont le seul critère d'admission est d'avoir un quotient intellectuel d'au moins 140. Cette société est composée uniquement de génies.

Jusqu'à l'âge de 32 ans, Victor pensait, à cause de son professeur et de ses échecs scolaires, qu'il n'était rien et il s'est comporté comme tel durant tout ce temps. Quand il a su qu'il était un génie, son image mentale a fait un bond prodigieux. Il s'est comporté comme un génie et a réussi.

Les témoignages des patients obèses que vous avez lus dans les chapitres précédents confirment qu'une grande majorité de ces personnes ont appris à modifier l'image mentale qu'elles avaient d'elles et ont pu réussir là où elles avaient vécu plusieurs échecs antérieurs. Dans mes 12 ans de pratique médicale, j'ai vu plusieurs patients échouer, mais j'en ai vu très peu qui ne pouvaient pas réussir. C'est notre subconscient, cet ordinateur extraordinaire, ultrapuissant, que nous avons entre les deux oreilles, qui reçoit et traite les évaluations que nous lui fournissons sur notre comportement pour tenir à jour notre image mentale. Une fois débarrassé des blocages qui nous empêchaient de nous programmer, nous pouvons maintenant apprendre à nous programmer différemment pour changer notre image mentale.

Rôle de l'imagination

À la lecture de ce chapitre, vous pensez peut-être : «C'est bien beau de changer son image mentale, mais vous nous dites que ce sont nos expériences passées, nos échecs, qui nous ont programmés négativement et que c'est impossible d'avoir des expériences positives tant que nous avons de nous une image mentale négative; c'est un cercle vicieux. C'est le succès qui nous programme positivement et nous donne confiance et nous ne sommes pas capables d'en avoir parce que nous sommes programmés négativement. Y a-t-il un moyen de s'en sortir?»

Il y a quelques années, des savants se sont penchés sur cette question. En faisant un rapprochement entre le fonctionnement de l'ordinateur et le cerveau humain, ils ont fait l'expérience suivante : ils ont réuni plusieurs personnes dans une pièce et les ont branchées à un électroencéphalogramme (c'est un appareil pour enregistrer le fonctionnement électrique des cellules du cerveau). Pendant l'enregistrement de l'électroencéphalogramme, ils ont soumis ces personnes à différentes stimulations : aux cris d'une femme, à un coup de fusil et à la course d'un chien à travers la pièce. Évidemment, on enregistra un tracé typique des situations stressantes que ces personnes avaient vécues.

On répéta l'expérience mais cette fois-ci en leur mettant un bandeau sur les yeux et en demandant à chaque personne d'imaginer les cris d'une femme, un coup de fusil et un chien traversant la pièce. L'électroencéphalogramme enregistra les mêmes ondes électriques que lors de l'expérience réelle. Notre cerveau, qui fonctionne comme un ordinateur, ne fait pas de distinction entre une expérience réelle ou une expérience imaginée. Nous avons la possibilité, grâce à notre imagination, de connaître des succès qui serviront à nous programmer positivement et à rehausser notre image mentale.

Pour prouver cette théorie, à l'université de Chicago on fit l'expérience suivante : on sélectionna des étudiants qu'on divisa en trois groupes puis on enregistra leur habileté à marquer des points au ballon-panier. Ensuite on demanda au premier groupe de pratiquer tous les jours, pendant une heure, à lancer le ballon dans le panier; au deuxième groupe, on demanda d'oublier le ballon-panier et de ne pas pratiquer; au troisième groupe, on demanda de faire une pause une heure chaque jour, tous les jours, et de s'imaginer en train de lancer avec succès le ballon dans le panier. Au bout de 30 jours, on enregistra à nouveau l'habileté de tous les étudiants à marquer des points en lançant le ballon. Ceux qui avaient pratiqué une heure par jour, tous les jours, montrèrent une amélioration de leur performance de 24 pour cent. Ceux qui n'avaient pas pratiqué du tout, ne montrèrent aucune amélioration. Ceux qui avaient pratiqué dans leur tête, grâce à leur imagination seulement, montrèrent une amélioration de 23 pour cent. En somme, il n'y avait pas de différence entre ceux qui avaient pratiqué réellement et ceux qui avaient pratiqué en imagination seulement. L'expérience imaginée du succès pouvait créer l'habitude du succès tout autant que l'expérience réelle.

Vivre son premier succès

Qu'est-ce que le succès? Par définition, c'est la réalisation d'un but qu'on s'était fixé. Il est impossible de connaître un succès si on ne se fixe pas de but. Essayez de trouver quelque chose que vous ne cherchez pas. Essayez de vous rendre à Miami, si vous ne vous fixez pas comme but d'y aller. Absurde, me direz-vous, et pourtant je vois des centaines de patients qui entreprennent une diète sans se fixer un but concret : «Je ne sais pas quel poids j'aimerais peser, je verrai en cours de route.» «Mon but c'est d'être moins mal.» «J'aimerais pouvoir mieux paraître dans mes vêtements.» «Je veux faire plaisir à mon mari.» «Je veux me sentir mieux.»

On peut trouver seulement ce que l'on cherche. Si on a un but vague, on va trouver un succès vague. Faites l'expérience suivante : à la maison lorsque vous chercherez quelque chose, remarquez bien votre comportement. Vous êtes concentré sur ce que vous cherchez et vous ne remarquez même pas les autres choses que vous voyez. Faites la même expérience en cherchant un nom dans le bottin téléphonique : vous trouvez ce que vous cherchez, vous ne trouvez jamais ce que vous ne cherchez pas. Essayez de vous souvenir des autres noms que vous avez vus. La seule façon que vous ayez d'améliorer votre image mentale et de connaître le succès dans votre vie et avec votre problème de poids est de vous fixer un but. Mais il est important, si vous ne voulez pas échouer de nouveau et vous prouver encore qu'il n'y a rien à faire dans votre cas, de respecter très minutieusement les directives que je vais vous donner sur la façon d'établir le but que vous devez vous fixer.

1) Le but à atteindre doit être important pour vous. Il faut que vous donniez une valeur à ce que vous recherchez. Le danger qui vous guette, c'est de vous fixer un but élevé, en ne vous donnant pas le temps suffisant pour l'atteindre, ou un but irréalisable et inaccessible. Attention, vous courez directement à l'échec. Pour votre problème de poids, vous devez vous fixer comme but le poids que vous désirez peser. Ne vous contentez pas d'un poids plus élevé à cause du grand nombre de kilos à perdre. Si par magie vous aviez le choix de votre poids, combien aimeriez-vous peser? C'est ça votre poids désiré, votre but.

2) L'échéance du but à atteindre doit être décomposable en périodes plus courtes. Si vous établissez un but élevé qui ne peut se réaliser qu'à long terme, il faut que vous le décomposiez en multiples petits buts accessibles, par périodes d'un mois. Par exemple, si vous aviez décidé de construire une maison dans l'année qui vient, vous auriez pu fixer vos buts de la façon suivante :

Premier mois, je fais la fondation...
Deuxième mois, la charpente...
Troisième mois, la plomberie...

Vous êtes en train de bâtir un nouvel édifice, une nouvelle personnalité, et il vous faut procéder de la même façon. Avant de commencer, si vous regardez le but final, cela peut vous sembler insurmontable. Si vous le décomposez en petites périodes, vous verrez que c'est facilement faisable. Quand j'ai commencé à écrire ce livre, j'avais 300 pages à griffonner à la main, c'était astronomique. J'ai décomposé mon but en petites périodes. Si j'écrivais 20 pages par semaine, en 15 semaines j'aurais terminé. On peut écrire vingt pages par semaine à raison de quatre pages par jour, cinq jours par semaine. En une heure, j'écris en moyenne deux pages, donc je n'aurais qu'à écrire deux heures par jour et en 15 semaines j'aurais terminé mon livre et atteint mon but. Je peux vous dire que j'ai devancé mes prévisions. Pour votre problème de poids, il faut faire la même chose. Choisissez le poids que vous désirez atteindre, sans tenir compte des difficultés pour y parvenir et calculez le nombre de kilos ou de livres à perdre. En ne vous fixant *jamais plus* de deux ou trois kilos (5 à 6 lb) de perte par mois, vous pourrez décomposer votre perte en semaine et en jour. Si, par exemple, vous désirez perdre trois kilos (6,5 lb) par mois, vous devrez perdre 0,75 kilo (1,66 lb) par semaine et économiser 500 calories par jour, ça c'est facile à réaliser. Si cela vous semble encore trop difficile, économisez la moitié, 250 calories par jour, et doublez le temps pour atteindre votre but final. Si vous pensez que ce but est trop facile, tant mieux pour vous, mais ne faites pas l'erreur de vous compliquer la situation en la rendant plus difficile. Au début vous perdrez peut-être très rapidement du poids — plus du double de vos prévisions — mais tôt ou tard vous parviendrez peut-être à un plateau et il ne faudra pas vous décourager, vous aurez de l'avance sur votre échéancier. Il vaut mieux aller plus vite et additionner les succès que trop lentement et additionner les échecs.

3) Cette technique suppose que vous soyez réaliste dans l'établissement de vos buts et de leur échéance. Le grave danger à éviter en lisant ces pages, c'est que, rempli d'enthousiasme, vous vouliez aller trop vite et visiez trop haut au départ. C'est la plus grande cause d'échec. On peut rêver grand, mais que cela soit réalisable. Il faut se donner le temps et les moyens pour y arriver. C'est la partie la plus importante où vous aurez peut-être besoin de quelqu'un de plus objectif qui pourra vous conseiller. En général, si vous prévoyez être capable d'atteindre raisonnablement votre but en un laps de temps donné, donnez-vous le double de ce temps pour y arriver. Il vaut mieux monter facilement une marche à la fois qu'essayer d'en sauter deux ou trois, ce qui est plus épuisant. C'est la somme de chaque petit succès, de chaque marche montée, qui va rehausser votre confiance en vous-même et votre image mentale.

4) Soyez spécifique dans l'élaboration de vos buts. Il faut que vous sachiez clairement, avec le plus de détails possible, ce que vous voulez atteindre. «Être moins mal», «être mieux», ça ne veut rien dire. Il faut que vous sachiez exactement ce que vous voulez, pour pouvoir l'atteindre. Si vous voulez faire de la bicyclette à votre poids idéal, porter votre costume de bain durant l'été, faire du jogging et vous sentir jeune jusqu'à 60 ans, vous aurez un but spécifique que vous pourrez atteindre. Vous savez ce que vous cherchez. Établissez tous les avantages que

vous gagnerez par l'atteinte de votre but. «Qu'est-ce que je vais gagner par ma cure d'amaigrissement?» «Qu'est-ce que je vais pouvoir faire que je ne pouvais pas?» «Qu'est-ce que je vais pouvoir faire de mieux et plus longtemps.» Attardez-vous longuement sur les bénéfices que vous recherchez, ils sont la clé de votre motivation.

5) Votre but doit être avant tout personnel. Personne ne peut vous imposer un but, ni votre mari, ni vos parents, ni vos enfants, ni même la maladie ou la mode. Le choix d'un but doit absolument être personnel pour avoir des chances de succès. Vous êtes la seule personne responsable de votre comportement, vous êtes le seul maître de votre vie. Si vous n'avez pas vous-même décidé de perdre votre excès de poids, arrêtez immédiatement, vous perdez votre temps. Vous n'aurez pas la motivation nécessaire pour surmonter les difficultés de parcours et vous subirez un échec additionnel qui renforcera votre habitude à échouer. Réévaluez votre situation et posez un choix : est-ce que je veux maigrir pour moi-même ou pas?

6) Vous n'êtes pas parfait. Ne nous attendez pas à atteindre votre but sans jamais faire d'erreur en cours de route. Apprenez à profiter de vos erreurs pour vous améliorer. En tant qu'humain, c'est un droit incontestable que vous avez de faire des erreurs. Si à chaque erreur vous vous améliorez de seulement 10 %, après 10 erreurs vous aurez réussi là où vous aviez toujours échoué. Quand vous allez à bicyclette, surveillez comment se comporte la roue avant. Dès le premier coup de pédale, le guidon se promène d'un

côté à l'autre pour vous maintenir en équilibre. Chaque fois la roue s'éloigne de la direction que vous voulez prendre. Mais la succession des corrections que vous apportez vous rapproche de votre destination. Pensez au volant de votre voiture, voyez comment, même sur un chemin droit, vous devez continuellement corriger la direction d'un côté à l'autre pour vous permettre de rester sur la route. C'est la somme des multiples corrections qui vous amène à votre but. Les missiles téléguidés lancés sur un objectif se comportent de la même façon. Lorsque les radars démontrent qu'il y a déviation de la course souhaitée, on corrige la trajectoire en actionnant les moteurs dans la direction souhaitée et ainsi de suite jusqu'à la cible visée. C'est donc une suite de zigzags, d'erreurs de parcours qui permet d'atteindre la cible. Walt Disney a fait sept faillites avant de réussir sa gigantesque entreprise. Il a toujours eu un but et a profité de chaque faillite pour, finalement, réussir. Sans ces faillites, il n'y aurait jamais eu «Le monde enchanté de Disney». Dès le départ, partez avec l'idée que vous ferez certainement des erreurs mais qu'elles serviront à mieux vous connaître afin de corriger votre course et vous permettre d'atteindre votre but final. Vous avez le droit de faire des erreurs, vous avez le droit de tricher dans votre diète, mais pas de lâcher. Vous serez seul responsable des erreurs que vous ferez et vous sentirez une grande fierté à vous améliorer. Être responsable et supporter les conséquences de ses gestes, c'est normal. Se sentir coupable, c'est une autre chose. C'est un sentiment négatif, dont il vous faut vous débarrasser. Vous ne pouvez pas être coupable d'être un humain imparfait. Votre bicyclette, votre automobile ou le missile téléguidé ne sont pas coupables de la façon dont ils fonctionnent. Profitez de vos erreurs pour vous améliorer, vous y trouverez une très grande satisfaction.

7) La réalisation de vos buts ne dépend pas de la chance. Vous êtes l'artisan de vos succès et de vos échecs. C'est en forgeant qu'on devient forgeron, c'est en levant des poids et haltères qu'on augmente sa force et c'est en se donnant des buts et en ne lâchant pas qu'on atteint le succès désiré. La chance, ça n'existe pas.

En relisant ce chapitre, prenez un crayon et un papier et inscrivez les buts et les avantages que vous recherchez. C'est très important. Le fait de les écrire va vous engager plus sérieusement vis-à-vis des choix que vous allez poser. Au moins une fois par mois, refaites le même exercice.

Divisez vos buts en trois parties : vos buts extérieurs, vos buts familiaux, s'il y a lieu, et vos buts personnels. Vos buts extérieurs peuvent être établis en fonction d'activités valorisantes que vous aimeriez faire dans votre travail, vos loisirs ou autres domaines. Vos buts familiaux sont établis en pensant à la qualité et à la quantité de vos relations avec votre conjoint, vos enfants, vos parents. Vos buts personnels sont établis en pensant à votre poids à perdre, à votre forme physique à retrouver, à votre besoin de détente et de relaxation. Conservez ces buts pour vous, ne les communiquez pas aux autres, il y a trop de gens négatifs qui essaieront de vous décourager.

Rêver au succès

Une fois vos buts établis. Vous avez un outil extraordinaire, qui s'appelle l'imagination, pour vous aider à réussir. Les anciens traitements en psychologie reposaient sur le passé et la mémoire, nos nouvelles méthodes psychodynamiques reposent sur le futur et l'imagination. Les résultats sont fantastiques.

Armstrong, le premier homme à marcher sur la Lune, s'est écrié au moment où il déposait le pied : «C'est comme si j'y étais déjà venu.» Pendant quatre ans, il avait répété cette situation comme une expérience réelle. Les grands musiciens et chefs d'orchestre répètent dans leur tête en détail, comme s'ils les vivaient réellement, les œuvres qu'ils vont interpréter. Les grands sportifs comme Jean-Claude Killy, le skieur, Jack Niklaus, le golfeur, revoient dans leur tête tous les gestes qu'ils ont à poser pour réussir. À force de répéter le film de leur succès, ils développent dans leur tête des automatismes qu'ils n'auront plus qu'à suivre lors de l'exécution réelle. Plus un grand musicien joue automatiquement sans y penser, meilleur il est. Plus un sportif comme Jean-Claude Killy skie automatiquement, sans y penser, meilleur il est. Essayez de penser à tous vos muscles lorsque vous jouez au golf et vous courrez au désastre. Le colonel George Hall de l'armée américaine avait été fait prisonnier au Vietnam. Pendant sept ans, il fut emprisonné dans un cachot de 90 x 180 cm (3 x 6 pi). Pour supporter son emprisonnement et rester sain d'esprit, il joua au golf dans sa tête tous les jours. C'était un sport où il excellait.

Jour après jour, il refaisait le parcours en détail, choisissant les bâtons, marchant jusqu'à sa balle. Il revivait intégralement sa partie de golf.

Après sa libération, de retour aux États-Unis, à sa première partie de golf après sept ans, il joua 76 coups pour le 18 trous. Pour ceux qui ne connaissent pas le golf, c'est le score d'un professionnel qui pratique ce sport tous les jours. Il avait tellement visualisé sa partie de golf dans sa tête que son cerveau avait enregistré son expérience comme si elle était réelle et avait développé des automatismes qu'il n'avait plus qu'à suivre. Son image mentale de golfeur en était une de confiance et de force. L'action qui suivit fut du même ordre.

Pour les buts que vous vous êtes fixés, c'est la même chose qu'il vous faut maintenant faire. À partir des buts et des bénéfices que vous recherchez, faites un film dans votre tête de ce que vous rêvez d'être. Pour votre problème de poids, visualisez-vous à votre poids désiré, dans les vêtements que vous rêvez de porter lors d'une activité souhaitée. Vivez cette situation comme si elle était réelle, en voyant le décor ambiant, les couleurs, en entendant les sons, les voix, en sentant l'état de bien-être et de satisfaction. Répétez ce film dans votre tête le plus souvent possible dans la journée, au moins le matin au lever et le soir au coucher. Une de mes patientes aimait se voir mince dans dix ans, avec ses filles, sortant et dansant ensemble. Une autre rêvait à une promenade dans les bois à dos de cheval. Les exemples peuvent être infinis, choisissez une situation dont vous rêvez particulièrement et rendez-la la plus réelle possible dans votre tête. Le secret pour que ça marche : répétez votre film le plus souvent possible pour au moins 21 jours ou jusqu'à ce que vous ayez atteint votre but.

Certaines personnes apporteront peut-être comme objection qu'elles ont déjà rêvé à des buts qu'elles n'ont jamais atteints et qu'elles en ont été davantage malheureuses. Elles ne veulent plus rêver en couleur. Je crois beaucoup à l'importance du rêve. Nous rêvons en moyenne quatre fois par nuit, d'une durée variant de 10 à 60 minutes, pour environ 20 à 30 % de notre sommeil total. Des expériences ont été faites sur des sujets endormis.

Chaque fois que les sujets se mettaient à rêver, on les réveillait puis on les laissait se rendormir. Le but était de les priver uniquement de rêve tout en ayant les heures de sommeil suffisantes. Après 72 heures de privation de rêve, presque tous les sujets présentèrent des symptômes de folie, allant de la paranoïa à la schizophrénie. Nous savons maintenant l'importance de rêver la nuit et je suis fermement convaincu de l'importance de rêver aussi le jour.

C'est la seule façon au départ, grâce à notre imagination, de connaître des succès qui, à force d'être répétés, amélioreront l'image mentale de nos forces et nous permettront éventuellement de réellement réussir. Walt Disney a déjà eu des difficultés, mais il a réussi quand même parce qu'il avait un rêve. Toutes les grandes inventions ont vu le jour parce qu'un jour quelqu'un les a imaginées dans sa tête avant qu'elles n'existent vraiment.

Sans rêve, sans imagination créatrice, l'humanité n'aurait jamais progressé. Sans rêve, sans imagination créatrice, vous ne progresserez pas non plus.

Un jour à la fois

Chaque jour, plusieurs fois par jour, vous devez voir dans votre tête le but que vous désirez atteindre, comme si c'était déjà réalité. Ensuite, vous abordez la réalisation de ce but, *un jour à la fois*.

La raison la plus importante et la plus fréquente pour laquelle les gens échouent, c'est qu'ils veulent aller trop vite. Ils voudraient avoir terminé avant d'avoir commencé. La ville de Rome ne s'est pas bâtie en une seule journée. Ça vous a pris plusieurs mois, souvent plusieurs années à prendre vos kilos; donnez-vous le temps suffisant pour les perdre. Ne vous donnez pas d'échéancier trop serré qui ne laisse pas de place à l'erreur, ou même ne vous donnez pas d'échéancier du tout. Montez chaque marche, une à la fois; c'est fou ce qu'on réussit à faire avec de la persévérance. J'ai tellement vu d'échecs avec des gens qui voulaient aller trop vite. À force de sauter des marches, on finit par tomber et se casser le nez. Un jour à la fois, ça fait des merveilles. N'oubliez pas que tout le temps qu'on vit ses petits succès c'est excitant, et ça devient rapidement une habitude.

Votre pire ennemi

Avec notre corps, avec notre cerveau, avec notre subconscient qui fonctionne comme un ordinateur et avec notre imagination qui peut servir à nous programmer, nous avons été faits pour le succès. Et pourtant la plupart d'entre nous n'utilisent que 1 % de tout leur pouvoir mental. Nous nous imposons nos propres limites par l'ignorance, la paresse et la peur.

Vous ne pourrez plus maintenant ignorer l'immense pouvoir que vous avez en vous. La paresse et la facilité sont véhiculées par notre société de consommation. L'être humain ne peut pas être heureux à ne rien faire. Si vous êtes déjà malheureux, faites quelque chose, vous n'avez rien à perdre et vous avez tout à gagner. La peur est rarement bonne conseillère en ce qui a trait à l'élaboration de nos buts et de nos rêves. La prudence est une qualité qui nous amène à faire un choix calculé. La peur est un sentiment négatif qui repose sur une expérience passée négative. Du négatif n'amène jamais du positif. Vous êtes né pour le succès. Foncez. Ne vous contentez pas de moins quand vous pouvez avoir plus. Sinon vous serez l'éternel frustré, toujours en train de vous plaindre. N'oubliez pas, nous nous imposons nos propres limites.

Le pouvoir des ondes alpha

Lorsque nous analysons l'activité électronique de notre cerveau à l'électroencéphalogramme, nous enregistrons quatre types d'ondes différentes : alpha, bêta, delta et thêta. Pendant le sommeil profond, les cellules du cerveau fonctionnent au ralenti, entre 1 et 3 cycles par seconde; ce sont les ondes delta. Pendant le rêve les cellules fonctionnent entre 4 et 7 cycles par seconde; ce sont les ondes thêta. Dans un état plus éveillé, entre le sommeil et l'activité normale, les cellules fonctionnent entre 8 et 12 cycles par seconde; ce sont les ondes alpha. Et à l'état complètement éveillé, les cellules du cerveau fonctionnent très rapidement, entre 13 et 26 cycles par seconde; ce sont les ondes bêta. (Voir tableau)

Tableau 7
FRÉQUENCE DES ONDES CÉRÉBRALES

Sommeil profond	Rêve	Demi-éveil (Relaxation)	Éveil normal
DELTA	THÊTA	ALPHA	BÊTA

| 0 | 4 | 8 | 13 | 26 |

Cycles/Seconde

Plusieurs recherches ont été faites sur ces différents états, dont l'alpha qui a été vite reconnu comme un état de sérénité et de bien-être. Ce rythme alpha apparaît chez les sujets qui sont bien relaxés, les yeux fermés, et disparaît immédiatement si le sujet ouvre les yeux. Ce rythme alpha apparaît aussi lorsque le sujet est sur le point de s'endormir et disparaît lorsqu'il est profondément endormi. Il a été prouvé aussi que certains sujets ont plus de facilité à se mettre dans l'état alpha que d'autres.

On a démontré que les sujets qui pouvaient produire des ondes alpha facilement avaient plus de facilité à apprendre et avaient une bien meilleure mémoire que ceux qui avaient de la difficulté à produire ces ondes alpha. À partir de moyens scientifiques, nous avons pu prouver le rôle et les effets du rythme alpha : sérénité, sentiment de bien-être, facilité à apprendre et meilleure mémoire. C'est un état qui permet de mieux nous programmer et de donner plus de puissance et d'efficacité à notre visualisation mentale et à notre imagination. Ce qui est extraordinaire, c'est que nous pouvons presque tous (92 %) nous entraîner à provoquer aussi souvent qu'on veut cet état alpha.

En règle générale, à raison de 20 minutes par jour pour une vingtaine de jours, la grande majorité d'entre nous peut provoquer efficacement cet état alpha. Une fois entraînés, nous pouvons avoir les mêmes résultats entre 5 et 10 minutes.

Plusieurs techniques sont susceptibles de provoquer cet état alpha : les plus connues sont la méditation transcendantale, le yoga et différentes techniques fort simples de relaxation comme la relaxation progressive et le «training» autogène. Personnellement, j'utilise une ou l'autre des deux techniques de relaxation mentale selon le besoin des individus. Pour au moins trois semaines, je prête une cassette sonore au patient avec laquelle il s'entraîne à relaxer 20 minutes par jour. Plusieurs expériences que j'ai tentées m'ont permis de prouver l'efficacité de cet entraînement par cassette sonore.

Après cette période d'entraînement à la relaxation, la grande majorité des sujets peuvent se mettre en état alpha et jouir de l'état de détente et de bien-être associé.

Pour ceux et celles qui n'ont pas la chance de se procurer ce type de relaxation sur cassette, je joins une technique que vous pouvez expérimenter vous-même et qui, au bout du mois, pourra vous donner des résultats satisfaisants. Ne vous découragez pas si dans certains cas les résultats vous paraissent plus longs à venir. Vous ne pourrez peut-être ressentir la lourdeur dans vos membres qu'au bout de trois ou quatre semaines et la chaleur qu'après six ou huit semaines. Votre degré de nervosité, de stress et le rythme de votre entraînement sont les facteurs responsables. Persévérez et augmentez, si vous le pouvez, la fréquence de votre entraînement à deux ou même trois fois par jour.

Technique de relaxation autogène Première semaine

1- Position : confortable (assis ou couché).

2- Ambiance : calme (débranchez le téléphone).

3- Éviter tout vêtement serré.

4- Fermer les yeux.

5- Exercice respiratoire :
   • Soulever l'abdomen
   • Puis soulever le thorax
   • Et rentrer le ventre

- Garder l'air inspiré dans les poumons quatre ou cinq secondes
- Expirer lentement en rentrant le ventre
- Répéter l'exercice trois fois.

6- Répéter mentalement environ dix fois chaque phrase :
- Mon bras droit est lourd
- Mon bras droit est très lourd
- Mon bras gauche est lourd
- Mon bras gauche est très lourd
- Mes deux bras sont lourds et chauds.

7- Répéter trois fois :
- Tout est normal.

8- Se lever, marcher pour environ trente secondes.

9- Répéter les mêmes exercices trois fois par séance.

10- Si possible, on devrait faire trois séances par jour.

Deuxième semaine

1- Même installation.

2- Exercice respiratoire. (3 fois)

3- Répéter mentalement cinq fois :
- Mes deux bras sont lourds et chauds.

4- Répéter mentalement environ dix fois chaque phrase :
- Ma jambe droite est lourde
- Ma jambe droite est très lourde
- Ma jambe gauche est lourde

- Ma jambe gauche est très lourde
- Mes deux jambes sont lourdes et chaudes.

5- Répéter 3 fois :
- Tout est normal.

6- Chaque exercice doit être répété trois fois par séance avec une intermission d'environ trente secondes entre chaque exercice.

7- Si possible, on devrait faire trois séances par jour.

Troisième semaine

1- Même installation.

2- Exercice respiratoire. (3 fois)

3- Répéter mentalement cinq fois :
- Mes deux bras sont lourds et chauds
- Mes deux jambes sont lourdes et chaudes.

4- Répéter mentalement environ dix fois chaque phrase :
- Mes paupières sont lourdes
- Mes paupières sont très lourdes
- Mes mâchoires sont lourdes
- Mes mâchoires sont très lourdes
- Mon front est frais.

5- Répéter trois fois :
- Tout est normal.

6- Refaire l'exercice trois fois par séance.

7- Faire trois séances par jour, si possible.

Quatrième semaine et les suivantes

1- Même installation.

2- Exercice respiratoire. (3 fois)

3- Compter mentalement :

- 1 à 5 : Mes deux bras sont lourds et chauds
- 6 à 10 : Mes deux jambes sont lourdes et chaudes
- 11 à 12 : Mes paupières sont lourdes
- 13 à 14 : Mes mâchoires sont lourdes
- 15 : Mon front est frais
- 16 à 20 : Plus lourd avec chaque respiration.

(Lorsque vous serez rendu à cette étape, insérez ici les suggestions appropriées.)

4- Répéter trois fois :

- Tout est normal.

Au bout de votre troisième ou quatrième semaine d'entraînement, ou au moment où vous sentirez bien la chaleur dans vos membres, vous pourrez commencer à vous servir de votre imagination et du pouvoir de la suggestion pour renforcer votre programmation nouvelle vers le succès.

Choisissez un seul but à acquérir à la fois. Vous pourriez, par exemple, choisir votre but personnel du mois. Faites une ou deux phrases courtes et toujours positives de la qualité recherchée ou du but que vous voulez atteindre. Choisissez des mots et des phrases avec lesquels vous êtes à l'aise. Répétez-les plusieurs fois pendant une ou deux minutes, alors que vous êtes dans l'état alpha. En même temps, servez-vous de votre imagination et faites de la visualisation mentale. Voyez-vous intérieurement comme si vous aviez déjà atteint votre but ou la qualité que vous recherchez.

Voici quelques exemples de phrases suggestives dont vous pourriez vous servir :

Pour maigrir : Je maigris et je me sens bien.
 J'aime maigrir
 Je me sens plus jeune.
 J'aime maigrir, j'aime être bien.

Pour prendre un jour à la fois :
 Une journée à la fois, je me sens mieux.
 Une journée à la fois, c'est facile.
 J'aime me sentir mieux et je prends une journée à la fois.

Pour profiter de ses erreurs :
 Je profite de mes erreurs.
 J'ai le droit de tricher.
 Je m'améliore à partir de mes erreurs.
 Je fais toujours mon possible et si je triche je profite toujours de mes erreurs.

Pour changer un goût de sucre :
 C'est facile de perdre le goût du sucre.
 Le goût du sucre m'indiffère.
 J'aime un bon fruit, ça m'aide à être bien dans ma peau.
 J'aime changer mes goûts.
 J'aime être bien dans ma peau.

Pour maintenir son poids :
Chaque jour j'aime bien manger, je me sens tellement bien.
Chaque jour je m'aime plus et je vis au maximum.
Je maintiens mon poids, j'aime être heureux.

Pour croire au succès :
Chaque jour je découvre mes valeurs.
J'aime mes qualités, je vaux quelque chose.
J'ai le droit de réussir, je mérite de réussir.
Je suis né pour le succès et je réussis.

J'aimerais vous mettre en garde contre vous-même. En répétant ces phrases, vous aurez peut-être tendance, à l'occasion, à vous dire : «Ça ne se peut pas, arrête de te conter des histoires.» Comme ce sont des qualités à acquérir, des buts à réaliser, ils ne pourront pas exister réellement tant et aussi longtemps que vous ne les aurez pas fait vivre dans votre tête. Vous ne vous mentez pas à vous-même lorsque vous vous servez des outils mis à votre disposition par le Créateur pour réaliser l'ensemble de vos possibilités. Si vous ne croyez pas à ces techniques pour programmer efficacement votre subconscient, ne les pratiquez pas. Cela va être inutile puisque les suggestions employées ne se rendront pas à votre subconscient.

Ne pratiquez jamais plus d'une suggestion à la fois et répétez-la une fois par jour pendant au moins 21 jours. Une fois votre habitude acquise et votre but atteint, vous pourrez passer à une autre suggestion.

J'ai mis au point un programme de suggestions sur cassettes sonores comportant près de 20 buts différents à acquérir. Chaque suggestion est précédée de la technique pour se mettre en état de relaxation. Chaque exercice dure environ six minutes et on peut le répéter une ou plusieurs fois par jour selon les besoins.

Voici la liste des thèmes enregistrés sur les cassettes *Maigrir par suggestion* :

1- Relaxation autogène abrégée
2- Programmation pour maigrir
3- Un jour à la fois
4- Programmation pour éliminer la culpabilité
5- Programmation pour éliminer le sentiment de punition et de frustration
6- Programmation pour éliminer le goût du sucre
7- Programmation pour éliminer le goût du gras
8- Programmation pour éliminer l'influence de l'entourage
9- Programmation pour contrôler ses émotions
10- Programmation pour démythifier la nourriture
11- Programmation pour apprendre à se récompenser
12- Programmation pour s'impliquer à 100 %
13- Programmation pour l'activité physique
14- Programmation pour maintenir son poids
15- Programmation pour éliminer le grignotage
16- Programmation pour cesser de fumer
17- Programmation pour éliminer l'alcool
18- Programmation pour développer l'amour de soi et des autres
19- Programmation pour développer la confiance en soi

20- Programmation pour croire au succès.

J'ai été à même de constater l'efficacité de cette technique de suggestions et je vous recommande fortement, à partir des notions sur la relaxation et sur les suggestions que je vous ai fournies, d'enregistrer vous-même un programme adapté à vos besoins.

En dehors des états de relaxation, vous pouvez faire de l'autosuggestion, c'est-à-dire vous répéter très souvent dans la journée, la ou les phrases que vous utilisez pour vous suggestionner. C'est un complément utile et efficace et qui peut même remplacer, lorsque vous n'avez pas le temps, la technique de programmation par suggestion.

Le pouvoir des mots

Les chercheurs en informatique sont en train d'inventer un ordinateur programmable par notre voix. D'ici l'an 2000, nous pourrons programmer notre ordinateur-maison en lui parlant tout simplement.

C'est une activité qui devrait nous être familière, puisque depuis notre naissance nous programmons notre subconscient par nos paroles. Tout ce que nous disons, et surtout ce que nous nous disons intérieurement, est enregistré par notre cerveau et sert à justifier notre image mentale. Il a été estimé que nous nous parlons à raison de 1 200 mots par minute. C'est la nourriture de notre tête. Comme notre corps est sensible à ce que nous mangeons, notre tête est sensible à ce que nous nous disons. Nous avons vu que notre subconscient fonctionne comme un ordinateur qui ne fait que compiler et additionner les renseignements reçus. Si nous le programmons seulement avec du négatif, ça ne peut que donner du négatif comme résultat. Donc, le choix des mots que nous employons est d'une importance capitale puisqu'ils servent à alimenter notre subconscient et qu'ils ont une influence directe sur notre image mentale.

Voici huit techniques de programmation indispensables qui compléteront celles que vous avez déjà mises en route et qui assureront votre succès final :

1- *La technique du STOP*

Lorsque vous vous surprendrez à dire des choses négatives sur vous-même, par exemple : «Je ne suis pas capable, je n'y arriverai jamais, je suis inférieur, c'est toujours de ma faute, je n'ai pas de valeur, la vie est injuste, je fais pitié, je suis fait comme ça je ne peux pas changer», dites à haute voix : STOP, et en même temps voyez dans votre tête l'image d'un STOP-arrêt. Puis passez le film que vous avez déjà préparé sur le succès que vous voulez acquérir. À défaut de ce film, vous pourriez vous imaginer dans une situation apaisante où vous aimeriez être.

Ne vous en faites pas si, au début, ces idées négatives reviennent assez fréquemment; elles sont souvent le résultat de plusieurs années de programmation négative. Faites intervenir STOP aussi souvent que vous en avez besoin. Vous verrez, après quelques jours vous aurez développé l'habitude de le faire automatiquement dès les premières idées négatives et, très bientôt, celles-ci seront de moins en moins fréquentes. C'est une technique extraordinaire, pratiquez-la chaque fois que vous en avez besoin, vous serez surpris des résultats.

2- *Pour se remotiver*

Lorsque, devant une situation difficile, la motivation semble vous abandonner, c'est que vous êtes souvent aux prises avec un combat intérieur. Par exemple, devant un morceau de gâteau lors d'une fête, vous vous dites peut-être : «Tout le monde en mange, pourquoi pas moi? Ils ont l'air heureux et moi je suis obligé de me priver. Non, je n'en mange pas car après je vais me haïr. Pourquoi ne suis-je pas comme les autres? Si j'en mangeais rien qu'un petit morceau? C'est mieux pas, après je ne serai plus capable de m'arrêter et je reprendrai un kilo. Ah! tant pis, on n'a rien qu'une vie à vivre et c'est la fête, je mérite autant que les autres...»

La perte de motivation qui survient à la suite d'un combat intérieur vient du fait qu'on ne se pose pas les bonnes questions. Nous nous obligeons à choisir à partir de faux arguments qui ne correspondent pas à la réalité. Reprenons ces arguments. «Tout le monde en mange» : est-ce une raison pour imiter les autres? Une bonne majorité des gens qui en mangent souffre aussi d'obésité : est-ce un exemple à suivre? Si la majorité à votre fête prend de la drogue, allez-vous vous sentir obligé d'en prendre? S'ils veulent se détruire, êtes-vous obligé de faire comme eux? Êtes-vous «à part des autres» quand vous ne pouvez pas manger de gâteau, ou quand vous êtes trop gros? Quelle est votre plus grosse privation entre un gâteau et la santé, la jeunesse, le souffle, l'énergie, les vêtements et la satisfaction personnelle? Est-il plus important pour vous de perdre un gâteau, ou de gagner le respect de soi?

Pour vous aider à vous poser les bonnes questions, faites l'exercice suivant : dénichez la photo sur laquelle vous êtes le plus gros et écrivez au dos tous les désavantages que vous avez à ce poids. Ne vous gênez pas, mettez-en et avec détail si possible. S'il vous manque de l'espace, continuez sur une feuille à part que vous joindrez à votre photo.

Ensuite trouvez une photo sur laquelle vous êtes à votre poids désiré et que vous aimez particulièrement. Si vous n'avez pas de photo, recherchez celle de quelqu'un à son poids idéal qui a votre grandeur et votre stature et mettez votre tête à la place. Soyez réaliste dans le choix de la personne que vous prenez comme modèle. Puis écrivez au dos tous les avantages et les bénéfices que vous aurez à ce poids.

En mettant la photo négative avec ses désavantages à gauche et la photo positive avec ses avantages à droite, à la fête devant votre morceau de gâteau, ou en pensant à n'importe quelle circonstance, comme vos vacances ou le chalet, posez-vous les bonnes questions.

«Si je mange de ce gâteau, je m'en vais vers la gauche avec tous les désavantages, avec tout ce que je perds; si je n'en mange pas, je m'en vais vers la droite avec tous les avantages que je recherche, avec tout ce que je gagne. Qu'est-ce que je fais?» Posez-vous chaque fois la question.

Vous avez le droit de choisir la gauche et de vous éloigner de votre but temporairement, vous êtes

responsable de vos actes. Vous accepterez les conséquences s'il y a gain de poids, sans vous culpabiliser. Vous avez le droit de vous attarder avant de
reprendre la route vers la droite. Vous avez même
le droit de lâcher carrément. Mais vous vous posez
les bonnes questions. Quand vous savez vraiment ce
qu'il y a à perdre et ce qu'il y a à gagner, les bons
choix sont faciles à faire.

3- *Pour développer la confiance en soi*

Personne n'est né avec la confiance en soi. Il faut
l'acquérir. Tant que vous n'avez pas réussi une fois
à faire quelque chose, vous êtes hésitant, vous ne
savez pas si vous pouvez le faire. Lorsque vous avez
réussi une fois ou deux, il n'y a plus de problème,
vous êtes confiant en vous-même, vous savez que
vous pouvez réussir facilement. Quarante-cinq kilos
(100 lb), c'est beaucoup de poids à perdre; seriez-
vous confiant de les perdre, si vous aviez cet excès
de poids?

J'ai une patiente que je suis depuis quelques mois
et qui avait perdu avant de venir me voir six fois 45
kilos (100 lb). Lorsque je lui ai posé la question, elle
m'a répondu qu'il n'y avait pas de problème, que
c'était facile pour elle de perdre ces kilos, elle l'avait
fait à plusieurs reprises. Cependant, elle n'avait pas
confiance de réussir à maintenir son poids, elle
n'avait jamais réussi à le faire avant. J'ai l'exemple
contraire d'autres personnes qui ont beaucoup de difficulté à perdre un excès de poids acquis à la suite
d'une grossesse ou d'une autre situation spéciale,
mais qui sont très confiantes de pouvoir maintenir

le poids atteint, l'ayant déjà fait dans le passé pendant plusieurs années.

La confiance en soi repose sur l'expérience du succès. Tout le monde a au moins un succès dans sa vie. En règle générale, nous connaissons régulièrement plusieurs succès mais nous ne leur donnons pas tous cette caractéristique. Nous faisons plusieurs bons coups mais ne les interprétons pas tous comme des succès : «C'est normal, je n'ai pas de mérite à avoir fait ça.»

Tout ce que nous faisons de bien dans notre travail, dans nos relations avec notre conjoint, nos enfants et notre entourage, dans nos loisirs et dans notre vie de tous les jours doit être interprété comme des succès. Il ne faut pas seulement attendre la grande réalisation pour enregistrer un succès. L'addition de petits succès crée l'habitude du succès et améliore la confiance en soi. Atteindre son but de perdre trois kilos (6,5 lb) dans le mois est un succès dont il faut apprécier la valeur, tout comme avoir contrôlé une tentation, ou avoir pris sa marche. La somme répétée, jour après jour, semaine après semaine, de ces multiples petits succès vous procurera une confiance en vous de plus en plus grande. Chaque jour, de préférence vers la fin de la journée, passez votre journée en revue et enregistrez vos succès.

Une autre technique qui s'apparente à la précédente consiste à se souvenir régulièrement de ses succès passés, les petits et les gros. Revivez-les en détail tout en ressentant vivement les émotions associées à ces succès. Vous baignerez votre esprit de l'atmosphère du succès. Plus vous serez positif, plus vous réussirez. Le succès engendre le succès.

Réinterprétez les échecs qui vous ont le plus marqué. Éliminez les émotions qui y étaient associées : vous aviez le droit de vous tromper, ce n'était pas catastrophique. Vous ne devez pas vous en sentir coupable. La culpabilité, l'amour-propre blessé et toutes les émotions associées à ces échecs sont de pures inventions de votre part, ils n'existent que dans votre tête. Oubliez-les.

Vos erreurs sont de magnifiques occasions que vous avez de vous améliorer. Tirez profit de vos erreurs passées, elles sont le gage de vos succès futurs. Plus vous vous trompez et plus vous avez de merveilleuses chances de vous étudier et de vous améliorer.

À chaque échec, à chaque erreur et à chaque difficulté, posez-vous la question — et à haute voix c'est encore plus efficace — : «Qu'est-ce qu'il y a de positif dans ce qui m'arrive?» N'oubliez pas, même si vous ne le voyez pas tout de suite, il y en a quand même toujours. Vous aurez un sentiment de fierté extraordinaire lorsque vous vous verrez en train de vous améliorer à partir d'une erreur que vous aurez faite. Vous vous sentirez le maître de votre vie et vous saurez que rien ne pourra, à partir de ce moment, empêcher votre épanouissement, ni votre succès final.

4- S'aimer, pour aimer les autres

Si vous ne vous aimez pas vous-même, comment voulez-vous que les autres vous aiment? Si vous ne vous aimez pas vous-même, comment pouvez-vous vraiment aimer les autres? Vous ne pouvez pas donner ce que vous n'avez pas. Vous êtes ce que Dieu a fait de plus parfait dans la création. Votre premier devoir c'est de vous aimer dans votre corps et dans votre esprit, c'est d'aimer ce que Dieu a fait. Ce qui est extraordinaire, c'est que plus vous vous aimerez, plus vous aimerez véritablement les autres, plus vous serez heureux et plus vous rendrez les autres heureux autour de vous.

L'égoïsme, c'est quand un individu a tellement peu d'amour à l'intérieur de lui qu'il a peur de perdre ce qu'il a. Il n'ose pas en donner aux autres. C'est, en général, un individu qui ne pense qu'à lui et qui est très méfiant.

S'aimer, cela s'apprend. Recherchez vos qualités physiques, intellectuelles et morales, écrivez-les sur une feuille de papier. Faites-vous aider par des personnes qui vous aiment. N'essayez pas de détruire l'appréciation que ces gens ont de vous en pensant qu'ils veulent vous faire plaisir. Relisez souvent vos qualités et répétez-les à haute voix tous les jours. N'oubliez pas que la plus grande qualité qu'un être humain puisse avoir, c'est d'être ouvert au changement et d'avoir le goût d'acquérir les autres qualités qui lui manquent. C'est ça s'aimer avec ses qualités et ses défauts. Je ne crois pas qu'on puisse vraiment s'aimer si on ne travaille pas à s'améliorer.

Reconnaissez vos limites, acceptez vos imperfections. Personne n'est parfait. Faites la liste de vos défauts et n'oubliez pas que le pire, c'est de vous sous-estimer. Planifiez ensuite la façon dont vous allez vous y prendre pour changer vos défauts en qualités : c'est ça s'aimer.

Si vous avez plus de défauts que de qualités, c'est que vous vous sous-estimez, ou que vous êtes en dépression nerveuse. Dans les deux cas, consultez une personne compétente ou votre médecin. Tout être humain a beaucoup plus de qualités que de défauts, encore faut-il qu'il les apprécie. Je ne crois pas qu'on puisse régler son problème de poids si on n'a pas appris à s'aimer véritablement. Répétez-vous tous les jours : «Je suis la personne la plus importante dans ma vie.»

5- *Fuyez le négatif*

Tout ce qui rentre dans votre tête influence fortement ce que vous êtes. Tout ce que vous vous dites de vous-même et tout ce que vous permettez que les autres vous disent déterminent ce que vous êtes. Des psychologues ont questionné tous les prisonniers d'une prison et 80 % d'entre eux sont exactement où on leur avait dit qu'ils seraient. Leurs parents leur avaient toujours dit : «Tu n'es qu'un bon à rien, tu vas finir en prison.»

Ce qui rentre dans notre tête détermine ce que nous sommes. J'écoutais récemment l'entrevue d'un lanceur de baseball des Expos de Montréal où il racontait qu'il n'était pas surpris de ses succès dans la ligue Nationale parce que, depuis l'âge de huit ans, ses parents n'avaient pas cessé de l'encourager. Ils lui avaient tout le temps répété : «Tu vas faire un bon lanceur de baseball dans la ligue Nationale, un jour.» Ce qui rentre dans notre tête détermine ce que nous sommes.

Voici un exemple qui démontre l'importance des mots qui entrent dans votre tête et qui déterminent ce que vous êtes : sur une chaîne privée de télévision à Montréal, un commercial de trente secondes, à une heure populaire, coûte aux commanditaires près de 1 500 $ pour un seul passage. Il est évalué que pour rentrer tout simplement dans son argent, faire ses frais uniquement, chaque annonce doit rapporter 20 fois la somme investie, soit au moins 30 000 $ de vente. Je connais très peu d'entreprises qui sont en affaires pour faire leurs frais seulement. Chaque annonce doit donc rapporter beaucoup plus que 30 000 $.

Nous savons qu'une seule annonce n'a aucun impact sur la clientèle et qu'elle est presque complètement oubliée 24 heures plus tard. Seule la répétition de ces messages à l'intérieur de la même journée et sur au moins un mois a une influence sur nos habitudes d'achat. Pour fins de calcul, faisons l'hypothèse qu'une compagnie va annoncer une fois par jour pendant 30 jours pour vous vendre son produit. Il lui en coûtera 45 000 $ pour faire ses frais mais l'annonce vous fera dépenser un minimum de 900 000 $. Ce qu'on entre dans votre tête détermine ce que vous êtes et ce que vous faites.

Même avec la meilleure volonté, à force de vous faire répéter toujours la même chose, vous finissez par le croire. Votre ordinateur entre les deux oreilles ne fait pas la distinction entre ce qui est bon ou mauvais pour vous. Au chapitre 2, nous avons vu comment les influences de la société et de l'entourage réussissaient à nous programmer négativement.

Tenez-vous loin des influences négatives, elles empoisonnent votre existence.

Évitez systématiquement les gens négatifs qui sont marchands de malheur : «Ça ne donne rien de perdre du poids, tu vas tout le reprendre. Je connais quelqu'un qui s'est rendu malade avec une diète. Mon Dieu que ça te vieillit.» N'essayez même pas de leur tenir tête, ils sont tellement négatifs qu'ils n'ont même pas la possibilité de changer. Comprenez leur comportement et sympathisez avec eux dans votre tête. Vous ne devez accepter que rien ni personne ne viennent vous empêcher de réaliser vos buts.

Ce qui rentre dans votre tête détermine ce que vous êtes. C'est vrai pour votre problème de poids, c'est vrai pour toute votre vie. Évitez de lire les mauvaises nouvelles dans les journaux, évitez de les entendre à la radio et à la télévision, évitez systématiquement tous ceux qui sont colporteurs de mauvaises nouvelles.

À force de mettre le malheur dans vos têtes, vous finissez par y succomber. J'ai à la mémoire un représentant de produits pharmaceutiques qui me visite régulièrement. C'est un homme d'environ 55 ans qui était habituellement toujours jovial. À sa dernière visite, son attitude avait complètement changé. «C'est effrayant comme ça va mal.» Il avait l'air atterré. «Il n'y a plus rien qui marche dans notre société.» Surpris de constater son attitude négative, je lui demandai s'il avait peur de perdre son emploi.

— Non, pas du tout, ça va bien au travail, me répondit-il.

— Avez-vous des problèmes à la maison, quelqu'un est-il malade?

— Non, pas du tout, ma femme, mes enfants et moi-même sommes en bonne santé.

— Est-ce que vous ou vos enfants avez des problèmes financiers?

— Non, pas du tout, j'ai deux enfants, j'ai un garçon de 33 ans qui est ingénieur et une fille de 29 ans qui est pharmacienne. Les deux réussissent très bien.

— Pourquoi avez-vous l'air si malheureux, ce matin?

— Vous ne lisez pas les journaux, docteur Larocque?

Cet homme de 55 ans avait tout pour être heureux, mais il ne l'appréciait pas. Ce qu'on vous rentre dans la tête détermine ce que vous êtes. Fuyez comme la peste tout ce qui est négatif. Entourez-vous autant que possible de gens positifs et vivez le plus souvent dans une atmosphère positive.

6- *Pour entretenir votre enthousiasme*

Il est 8 heures du matin, vous êtes réveillé par le téléphone. À l'autre bout du fil, une personne que vous connaissez et que vous appréciez vous dit : «J'ai pensé vous téléphoner ce matin pour vous dire comment je vous trouve extraordinaire. En commençant ma propre journée, je me sentais rempli d'enthousiasme et je me suis dit que c'était à vous que je le devais. Vous êtes pour moi une source d'inspiration et un exemple, vous êtes la personne la plus importante que je connaisse. Je vous souhaite une bonne journée.»

Si un ami vous appelait un bon matin et vous disait ces mots, quelle sorte de journée auriez-vous? Je pense que la grande majorité d'entre vous, et moi y compris, auraient une journée fantastique, remplie d'enthousiasme. Se sentir valorisé de la sorte par un ami développerait l'estime de soi, l'amour de soi et notre attitude serait encore plus positive. Toute la journée, vous auriez des ailes. Qu'attendez-vous? Vous êtes votre meilleur ami. Chaque matin, en vous levant, téléphonez-vous et répétez-vous les mêmes mots.

L'enthousiasme est la qualité primordiale dont vous avez besoin pour réussir tout ce que vous voulez entreprendre. On ne vient pas au monde enthousiaste, on vient au monde en pleurant. L'enthousiasme, ça s'acquiert et ça s'entretient. C'est comme une fleur qu'il faudrait arroser tous les jours. À la lecture de ce livre, vous êtes probablement déjà enthousiaste mais si vous ne l'entretenez pas tous les jours, votre enthousiasme mourra rapidement.

Chaque matin, en vous levant, sautez joyeusement en bas du lit et dites-vous combien vous êtes content d'être dans votre peau, comment vous vous sentez important et capable de réussir. Répétez-vous souvent dans la journée : «Je m'aime, je suis fier de moi, je suis content des efforts que je fais pour m'améliorer.» À force de vous répéter le plus souvent possible du positif sur vous-même, vous enregistrez de plus en plus de positif. Ce qui entre dans votre tête détermine ce que vous êtes.

En quelques jours seulement, et au maximum en 21 jours, vous verrez votre comportement changer. Votre attitude vous surprendra. Vous ne le croirez pas au début, vous allez même chercher des explications pour justifier votre enthousiasme quotidien. Chaque jour, entretenez votre enthousiasme, arrosez-le et vous récolterez une attitude positive à longueur d'année. Il n'y aura plus de limite dans votre vie.

Une autre habitude à prendre pour entretenir votre enthousiasme est de lire, quelques minutes par jour, des passages de livres positifs sur la motivation et le développement de la personnalité. Le grand secret de cette technique, ce n'est pas seulement de lire mais de relire 2, 5, 10, 20 fois les passages qui vous intéressent. Le livre que vous êtes en train de lire est le bouquin parfait pour créer et entretenir votre enthousiasme. Tous les jours, lisez-en un chapitre, un passage, et relisez-le régulièrement. Si vous n'arrosez pas quotidiennement cette fleur qu'est votre enthousiasme, elle mourra. Ce qui entre dans votre tête détermine ce que vous êtes.

Une autre technique que je favorise particulièrement est d'écouter sur cassette des conférences de motivation. Lorsqu'on lit un livre, on entend sa propre voix et ses propres intonations qui ne reflètent pas nécessairement le même enthousiasme que celui qui l'a écrit. Les cassettes de motivation laissent une autre personne nous communiquer plus profondément l'enthousiasme qui l'anime. Lorsqu'une personne passive, sans enthousiasme, lit un livre, elle le fait à sa façon, sans vigueur; lorsque cette même personne écoute une personne dynamique, elle reçoit la vigueur et l'enthousiasme d'une personne qui y croit. C'est beaucoup plus efficace.

L'autre aspect intéressant aux cassettes de motivation, c'est qu'elles peuvent être écoutées en tout temps et en tout lieu : en faisant le ménage, en marchant dans la rue, sur la plage, en cuisinant, en joggant même, et surtout en voiture. Un accessoire que je vous recommande, sauf si vous conduisez, ce sont les écouteurs. Ils sont très efficaces car vous êtes enveloppé par le son et les mots, ce qui impressionne encore mieux votre subconscient. Certains de mes patients ont eu l'occasion depuis quelques mois de pratiquer cette technique à partir de quatre cassettes de motivation que j'ai moi-même préparées et qui sont un complément à ce livre. Ce programme sur cassettes, *Maigrir par motivation*, a eu une réception extraordinaire et a su entretenir l'enthousiasme des auditeurs même dans les moments les plus difficiles.

Dans notre société, entretenir son enthousiasme au maximum c'est très difficile, car nous sommes entourés de négatif qu'on nous répète sans cesse. Regardez autour de vous, la plupart des gens sont négatifs et sans enthousiasme. Pour combattre cet envahissement de masse, il faut avoir un autre son de cloche, celui-là positif, qu'on peut entendre aussi le plus souvent possible. C'est dans la répétition qu'est le clé du succès. Pour dix propos négatifs entendus, il faut en entendre dix positifs. Ce qui entre dans votre tête détermine ce que vous êtes et ça c'est chaque jour. Si vous arrêtez de mettre du positif dans votre vie, même si actuellement vous êtes très enthousiaste, dans quelques jours le négatif aura pris le dessus. Le contraire est aussi vrai. Même si vous êtes actuellement négatif, si vous mettez du positif dans votre vie, dans quelques jours le positif aura repris le dessus sur le négatif. Chaque jour, ce qui entre dans votre tête détermine ce que vous êtes.

Résumé

Vous êtes maintenant en route vers le succès. Vous avez tous les moyens pour réussir. Vous savez que ce qui entre dans votre tête détermine ce que vous êtes. Seul le succès engendre le succès. Grâce à votre imagination, vous pouvez et devez rêver au succès que vous vous êtes fixé d'avance en établissant des buts réalistes.

Grâce au pouvoir alpha, vous pouvez renforcer considérablement par la suggestion la confiance que vous avez en vous de réussir et acquérir ainsi la certitude d'atteindre vos buts. Grâce au pouvoir des mots, vous allez pouvoir dire STOP aux idées négatives, vous allez pouvoir soutenir votre motivation, en vous posant les vraies questions : «Est-ce que ce que je gagne est plus important que ce que je perds?» Vous allez développer votre confiance en vous souvenant de vos succès et en réinterprétant vos échecs, vous allez apprendre à vous aimer et à vous accepter avec vos qualités et vos défauts afin de mieux aimer les autres, vous allez apprendre à fuir les gens et les influences négatifs, vous allez apprendre à entretenir votre enthousiasme par la répétition.

Ces techniques sont infaillibles :

1- Si vous y croyez. Rien à faire autrement.

2- Si vous découvrez les blocages qui vous ont empêché de vous programmer positivement jusqu'à maintenant et que vous vous en débarrassiez.

3- Si vous pratiquez et surtout répétez, chaque jour de votre vie, toutes ces techniques. En route vers le succès.

CHAPITRE 22
<u>LE DÉBUT</u>

Ce livre que vous venez de lire n'est pas un livre comme les autres. C'est en fait un outil nouveau et efficace pour vous aider à vaincre une fois pour toute votre problème de poids et surtout vous faire connaître une vie excitante et heureuse.

C'est le début de votre épanouissement comme personnalité qui vous permettra de vous débarrasser facilement de votre surplus de graisse.

C'est le début d'un rêve qui deviendra réalité. C'est le début d'une nouvelle façon de penser qui bouleversera votre vie et vous fera connaître le bonheur véritable. C'est le début d'une vie nouvelle pour vous.

Il n'y a pas de fin à ce livre, ni à votre épanouissement, ce n'est que le commencement. Relisez-le, vous serez surpris d'y puiser, à chaque lecture, différents aspects qui vous avaient échappé. C'est une source inépuisable de motivation et d'enthousiasme. C'est le début d'un temps nouveau.

Mon «char» ou mon corps

Depuis près de deux ans maintenant j'anime des cours très motivants orientés vers la prise de conscience et le changement des mauvaises habitudes. En fait, il est impossible de changer quelque chose qu'on ne connaît pas, c'est donc la première chose à faire. La démarche psychologique d'un comportement humain se divise comme suit : sensation — conscience — actualisation et retrait.

Par exemple : vous sentez des tiraillements dans le ventre, l'eau vous monte à la bouche, vous ne pouvez plus penser à autre chose, c'est la sensation. Vous en prenez conscience comme étant la faim, c'est l'heure de votre repas ou de votre collation. Vous passez aux actes et vous mangez un spaghetti que vous trouvez délicieux d'ailleurs. Ensuite vient le retrait, vous n'avez plus faim, vous pouvez passer à une autre activité et même si on vous présente un superbe plat dont vous raffolez ordinairement vous n'en aurez pas le goût et même peut-être vous en aurez la nausée.

Chez la grande majorité des obèses, c'est au niveau de la prise de conscience que se situe le plus gros problème.

Une participante à mes cours, Pierrette L., lors de son premier cours, un peu découragée me pose cette question : «Mais, Dr Larocque, je ne pourrais plus jamais prendre des chips et du Coke? Toutes mes amies en mangent régulièrement, je ne suis pas pour rester toute seule à la maison tout le temps. Je ne mange pas beaucoup, pourquoi ne suis-je pas normale comme les autres?» En fait, Pierrette a 36 ans, elle est mariée et a un enfant de cinq ans dont elle s'occupe à la maison. Elle pèse 77 kilos (170 lb) et mesure 1,60 m (5 pi 3 po); son poids idéal devrait être 57 kilos (125 lb). Si on fait l'inventaire de ce qu'elle mange, nous constatons qu'elle mange assez bien aux repas avec une consommation d'environ 1 500 calories, ce qui est tout à fait normal pour maintenir son poids idéal de 57 kilos, compte tenu qu'elle ne fait pas d'activité physique. Son problème de poids vient d'une consommation quotidienne de 600 calories excédentaires provenant de trois Coke et un sac de chips par jour en moyenne.

Donc Pierrette L. est tout à fait normale, son système fonctionne très bien. Alors comment a-t-elle conscience de ne pas être normale?

La conscience qu'elle a de ce que devrait être un comportement normal vient de ce qu'elle voit le plus souvent autour d'elle : la publicité projette l'image d'une pseudo-réalité. Sept millions de Coke sont bus tous les jours au Canada, c'est donc normal de prendre un Coke; lorsqu'elle rencontre ses amies, la plupart boivent des boissons gazeuses et mangent des chips, c'est donc encore normal.

En réponse à Pierrette L, je lui demandai :

— Avez-vous une voiture?

— Oui, me répondit-elle. C'est une Chevrolet Citation, je l'aime beaucoup.

— Est-ce que vous vous occupez de l'entretien de votre voiture?

— Bien sûr, c'est ma voiture, j'en suis très fière et je veux la conserver le plus longtemps possible. Je la fais graisser et je fais changer l'huile régulièrement.

— Quelle sorte d'essence lui donnez-vous?

— Sans plomb évidemment, c'est une nouvelle voiture.

— Vous devriez y mettre de l'essence ordinaire avec plomb, c'est moins coûteux.

— Vous n'êtes pas sérieux, docteur, vous savez bien que si je fais ça, ma voiture ne fonctionnera pas bien, je veux une voiture qui fonctionne bien et c'est pourquoi j'en prends très soin, les voitures sont tellement chères de nos jours.

Le pétrole et les aliments

Sûrement que Pierrette a raison lorsqu'elle parle de sa voiture. Mais, ce qu'il faut savoir, c'est que le corps humain fonctionne comme une voiture, c'est-à-dire qu'il a besoin de carburant pour fonctionner. Le carburant de la voiture de Pierrette, c'est l'essence. Le carburant qui fait fonctionner le corps de Pierrette, c'est la nourriture. L'essence pour que la voiture de Pierrette fonctionne bien doit être sans plomb sinon la voiture aura des ratés. La nourriture pour que Pierrette fonctionne bien doit être en quantité et qualité équilibrées sinon la santé de Pierrette en souffrira.

Il est extraordinaire de constater que Pierrette est beaucoup plus préoccupée par l'entretien de sa voiture que de son propre corps. Elle prend plus soin de sa voiture que d'elle-même. Elle est frustrée de devoir changer certains goûts qui sont nuisibles à sa santé. Est-ce que sa voiture a plus d'importance que son corps?

Le problème de Pierrette, en fait, réside dans la prise de conscience de son problème. Notre corps est une machine dont il faut respecter la façon de fonctionner. Il n'y a rien de frustrant là-dedans.